PSORIASIS ENCYCLOPAEDIA

银屑病

365 问

1 本银屑病患者
人手必备的百科全书

主编｜高兴华　崔　勇

人民卫生出版社
·北京·

前言

尊敬的读者：

在医学领域中，银屑病曾被称为"不死的癌症"，它犹如一座大山，因其慢性发作、频繁复发、治疗难度大、病程曲折复杂的特点，给患者的日常生活蒙上了一层"银影"。银屑病，也成为除糖尿病、癌症、心血管疾病和呼吸系统疾病外，另一大引起严重健康问题的慢性非传染性疾病，亟待加强控制。

随着医学技术的进步，通过有效、规范的治疗手段和创新药物（如生物制剂和小分子靶向药物）不断应用于临床，已经能够实现银屑病的临床治愈，让无数患者在最短时间内不再被银屑病困扰，迅速得到治愈，回归正常生活、工作。

与银屑病相关的医学知识，包括诊疗知识和日常注意事项，都应该被更多人，尤其是更多银屑病患者看到并知晓。然而据不完全统计，我国有近 650 万银屑病患者，他们正身处银屑病信息的汪洋大海，却无法甄别真假，得不到正确答案。

❶ 直至今日，大众和银屑病患者中，很多人的观念仍停留在银屑病被称为"牛皮癣"的时代，认为银屑病治不好，于是放弃治疗。正在积极治疗中的患者也存在诸多尚未被解答的疑问，有大量知识空白有待填补。

❷ 伪科学内容频繁亮相，如同一团迷雾，妨碍患者正确选择治疗方式，进而加速疾病进展、影响生活质量。

❸ 银屑病以"皮肤表面症状"为主的特点，让它被很多人轻视，认为它只是一种皮肤病，并不知晓它是一种"自身免疫性疾病"，会蔓延至关节、心血管系统、内分泌系统等，同时影响人的精神心理健康。

基于这些现状，人民卫生出版社旗下的"人卫健康知识库"皮肤性病学专家委员会发出《银屑病 365 问》的创作倡议，希望联合 109 位全国皮肤科专家，共同创作一本通俗易懂的银屑病答疑解惑之书。本书也是由全国皮肤科专家团队、健康报、人民卫生出版社等共同打造的"健康皮肤三年行动（2024—2026年）"首个里程碑式项目，旨在打造一本专门针对银屑病患者的百科全书，通过提供权威科普知识，填补患者和大众关于银屑病的知识空白，助力疾病长期规范管理以及医患沟通。

本书围绕银屑病患者防治全程展开，从就医场景、治疗／用药、日常生活、特殊群体等多个维度为读者提供全面的指导。采用一问一答的形式，方便读者快速获取所需信息，迅速解锁银屑病的知识宝藏。其中六个核心场景贯穿全书，每一个场景都是对银屑病的深度剖析。

疾病严重程度增加的患者

在第一章，我们对银屑病进行全方位拆解，揭示银屑病的基本概念、病因、症状、危害等，通过深入解析银屑病，让读者更加清晰地认知病情。

银屑病如何顺利就医

在第二章，我们向读者介绍在就诊前应该掌握的基本信息。就诊是医学诊断的基石，我们为读者提供就诊前的相关知识，以便读者更充分地与医生对话，提高诊疗效率。

银屑病的治疗用药怎么选

在第三章，我们将盘点各种治疗方法，包括传统药物治疗、新型治疗（生物制剂等）、特殊部位用药等，帮助读者科学选择治疗方案，探索治疗路径。

生物制剂究竟有哪些优势

第四章便是生物制剂的舞台，我们会深入介绍其基本概念、适用范围、使用方法和注意事项，为患者提供精准的治疗指南，如同导航明灯。

如何在日常生活中改善预后

第五章展现了银屑病患者日常生活的"画卷",提供关于饮食、生活、出行等方面的建议,介绍皮肤管理和情绪管理等内容,助力读者从容应对病情。

特殊人群患病怎么办

最后,面对特殊人群,如儿童、孕妇、老年人及其他特殊群体,当他们患银屑病时,需要"特事特办",第六章提供特色解答,讲解这些群体在治疗和生活方面的特殊注意事项。

在编写过程中,我们秉持科学严谨的态度,力求深度剖析银屑病的各个方面,以确保内容的权威性和准确性。我们真诚希望本书能够帮助患者以积极、正确的态度认识疾病,建立信心,不惧疾病。相信《银屑病365问》将成为银屑病治疗领域的一面旗帜,为患者提供一本可信赖的、人手必备的百科全书。

让我们共同开启银屑病的科普旅程,帮助银屑病患者迈向更加健康、美好的未来。祝愿天下"无银",健康中国!

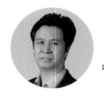 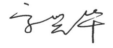

中国医科大学附属第一医院 皮肤科主任医师

中日友好医院副院长 / 皮肤科主任医师

2024 年 4 月

致谢

本书得以顺利出版，需要感谢全社会各行各业的大力支持。

首先，感谢参与图书创作及审核把关的 109 位专家，他们是我国医学领域皮肤学科最为中坚的力量，从皮肤科主治医师到主任医师，是他们的医者精神和专业智慧，凝聚成了这本优质且权威的银屑病科普读物。

其次，感谢所有为本书作出贡献的银屑病患者、患者家属、大众、医护人员、药师等，书中 365 个问题都由他们贡献而来，这是集体的智慧，更是全社会的力量。

最后，感谢中国初级卫生保健基金会和北京诺华制药有限公司为本书的创作提供公益支持。

本书由 109 位银屑病专家共同创作

史同新
青岛市市立医院

冉玉平
四川大学华西医院

冯燕艳
成都市第二人民医院

朱敏刚
浙江省嘉善县第一人民医院

伍洲炜
上海交通大学医学院附属第一人民医院

向妞
福建医科大学附属第一医院

刘红
山东第一医科大学附属皮肤病医院

刘盈
首都医科大学附属北京儿童医院

刘栋华
广西医科大学第一附属医院

齐蔓莉
天津市人民医院

江从军
蚌埠医科大学第一附属医院

孙良丹
华北理工大学

孙青苗
浙江大学医学院附属第一医院

阴亚坤
郑州大学第一附属医院

牟妍
吉林大学第二医院

纪超
福建医科大学附属第一医院

纪明开
厦门医学院附属第二医院

杜娟
复旦大学附属华山医院

李延
华中科技大学同济医学院附属协和医院

李峰
北京协和医院

李菲
中国人民解放军空军特色医学中心

李霞
上海交通大学医学院附属瑞金医院

李建国
河南省人民医院

李承旭
中日友好医院

李秋菊
广西医科大学第一附属医院

李晓东
沈阳医学院附属中心医院

李晓莉
西安交通大学第二附属医院

李珺莹
天津市中医药研究院附属医院

李常兴
南方医科大学南方医院

杨晶
北京京城皮肤医院

杨晶
黑龙江省医院南岗分院

肖敏
成都中医药大学附属医院

吴瑾
兰州大学第二医院

汪旸
北京大学第一医院

张丽
中国医科大学附属第一医院

张勇
华中科技大学同济医学院附属同济医院

张悦
中国医科大学附属盛京医院

张谊
温州医科大学附属第一医院

张江安
郑州大学第一附属医院

张汝芝
皖南医学院第二附属医院

张启国
厦门大学附属第一医院

张国强
河北医科大学第一医院

张振颖
香港大学深圳医院

张家安
中国医学科学院皮肤病医院

陆威
浙江省人民医院

陆捷洁
海南省第五人民医院

陈浩
中国医学科学院皮肤病医院

陈自学
郑州大学附属郑州中心医院

陈丽娜
临泉县人民医院

陈贤祯
浙江大学医学院附属邵逸夫医院

陈佳琦
浙江大学医学院附属第二医院

陈金波
武汉市第一医院

纳猛
开远市人民医院

林志淼
南方医科大学皮肤病医院

林秉奖
宁波大学附属第一医院

季江
苏州大学附属第二医院

周城
北京大学人民医院

周俊峰
吉林大学白求恩第一医院

郑松
中国医科大学附属第一医院

郑跃
南方医科大学南方医院

郑焱
西安交通大学第一附属医院

胡凤鸣
江西省皮肤病专科医院

柏冰雪
哈尔滨医科大学附属第二医院

段妍
内蒙古自治区人民医院

俞晨
空军军医大学西京医院

姜启君
东港市中心医院

党宁宁
山东第一医科大学附属省立医院

高敏
安徽医科大学第一附属医院

高兴华
中国医科大学附属第一医院

高芸璐
上海市皮肤病医院

郭昊
中国医科大学附属第一医院

唐挺
贵州中医药大学第一附属医院

唐隽
中国科学技术大学附属第一医院

黄琨
重庆医科大学附属第一医院

曹华
天津市第一中心医院

曹文婷
昆明医科大学第二附属医院

盛宇俊
中日友好医院

崔凡
四川省人民医院

崔勇
中日友好医院

崔红宙
山西医科大学第一医院

韩建文
内蒙古医科大学附属医院

粟娟
中南大学湘雅医院

鲁莎
中山大学孙逸仙纪念医院

童建波
南昌大学第一附属医院

湛意
中南大学湘雅二医院

游弋
陆军军医大学西南医院

赖庆松
普宁市公共卫生医学中心

蔡大幸
山东大学齐鲁医院

禚风麟
首都医科大学附属北京友谊医院

潘炜华
上海长征医院

薛汝增
南方医科大学皮肤病医院

目录

第一章 银屑病全方位科学解密

第一节 嗨，银屑病，初次碰面

第二节 银屑病会长在哪里

第三节　银屑病有哪些类型

第四节　银屑病和其他皮肤病的区别

第五节　哪些人会得银屑病

第六节　银屑病会带来什么危害

第二章　就诊前应该做的功课

第一节　如何获得正规治疗

第二节　到医院如何与医生沟通

第三节　医生会如何诊断银屑病

第四节　医生会安排哪些检查

第五节　银屑病有哪些治疗方案

第六节　银屑病有哪些用药选择

第七节　复诊有哪些注意事项

第三章　银屑病治疗方式盘点

第一节　应该如何选择外用药和口服药

第二节　系统药物和生物制剂如何选

第三节　西药和中药如何选

第四节　银屑病治疗方案如何选

第五节　如何长期管理银屑病

第六节　银屑病复发了怎么办

第七节　指甲、头皮、生殖器等部位的银屑病应该如何治疗

第八节　应该如何治疗银屑病关节炎

第四章　生物制剂使用攻略

第一节　生物制剂入门知识

第二节　什么情况适合使用生物制剂

第三节　生物制剂怎么选

第四节　生物制剂怎么用

第五节　生物制剂应该长期使用吗

第五章　生活百科

第一节　饮食管理

第二节　生活管理

第三节　出行管理

第四节　皮肤管理

第五节　情绪管理

第六章 儿童、孕妇、老年人及特殊人群得了银屑病怎么办

第一节 儿童得了银屑病怎么办

第二节 备孕怀孕得了银屑病怎么办

第三节 老年人得了银屑病怎么办

第四节　其他特殊人群得了银屑病怎么办

365

01

银屑病全方位科学解密

第一节

嗨，银屑病，初次碰面

Q 什么是银屑病

A 银屑病，就是平时常说的"牛皮癣"。看到这个名字，可能有些朋友就会联想到墙上的小广告。

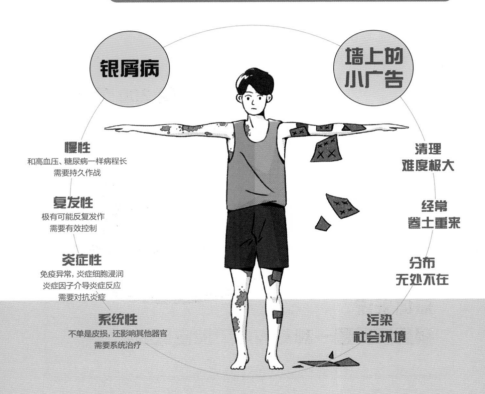

银屑病

墙上的小广告

慢性
和高血压、糖尿病一样病程长
需要持久作战

复发性
极有可能反复发作
需要有效控制

炎症性
免疫异常，炎症细胞浸润
炎症因子介导炎症反应
需要对抗炎症

系统性
不单是皮损，还影响其他器官
需要系统治疗

**清理
难度极大**

**经常
卷土重来**

**分布
无处不在**

**污染
社会环境**

事实上，银屑病是一种遗传因素与环境因素共同作用诱发的免疫介导的慢性、复发性、炎症性、系统性皮肤病，典型临床表现为鳞屑性红斑或斑块，局部或全身分布。

Q 银屑病常见吗

A 常见。

对比我国 1984 年和 2008 年的流行病学调查数据，银屑病的患病率从 0.123% 上升至 0.47%[1-3]；换句话说，在每 200 个人中，可能就有 1 名银屑病患者。

在欧美国家，银屑病的患病率更是高达 2% ~ 4%[1,4]。

1 每 200 个人 名银屑病患者

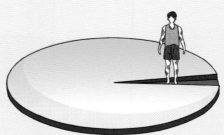

总体来说，
银屑病算是一种相当常见的皮肤病。

关节病型银屑病（psoriasis arthropathica）或称银屑病关节炎（psoriatic arthritis，PsA）在中国银屑病患者中的发生率为 6% ~ 13%[5]。其发生率随着银屑病病程延长而升高，欧美报道发生率可高达 30%。

6% ~ 13%
我国发生率

Q 银屑病能根治吗

A 很可惜，银屑病目前不能"根治"。

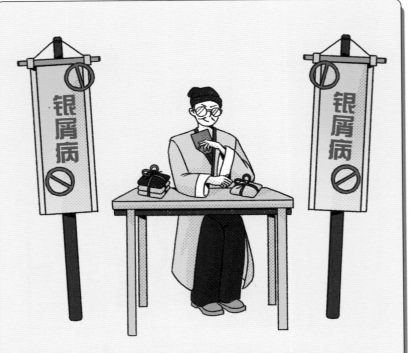

直到现在，仍然没找到能"根治"银屑病的药物或方法。

所有治疗的目的，都是为了减轻、控制病情，以期尽量提高患者的生活质量。虽然无法根治，但通过有效的治疗手段，能达到临床治愈状态[1]。

建议银屑病患者找正规医院，通过正规方式治疗，千万别相信"保证能根治"之类的偏方和谣言。

Q 银屑病会自愈吗

A 通常无法自愈。

银屑病是一种慢性、复发性、炎症性、系统性皮肤病，想彻底摆脱银屑病很困难，目前的治疗目的，主要是为了控制症状和改善生活质量，所以一旦中招，就得做好打持久战的心理准备。

但确实有少数幸运儿，比如轻度银屑病患者，他们的病情往往较轻，可以在几周或几个月内缓解[1]，还不复发，就像"自愈"了一样。

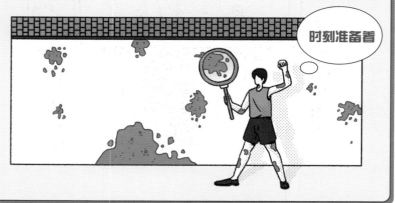

时刻准备着

即便不是"幸运儿"，也不必太灰心，有一项早期研究对 245 例初发的寻常型银屑病患者进行了长达 20 年的随访，发现大概 30% 的患者能长期保持在痊愈状态[6]。控制好病情，一样能拥有好状态。

30%
长期保持痊愈状态

Q 银屑病会遗传吗

A 有一定遗传概率。

银屑病的发病与遗传因素息息相关，约 $\frac{1}{3}$ 的患者有银屑病家族史[1]。

有家族史的人患银屑病的概率高于无家族史的人，且一级亲属的遗传度高于二级亲属[1]，单卵双生的发病风险则较双卵双生高 2 ~ 3 倍[7]。

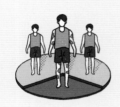

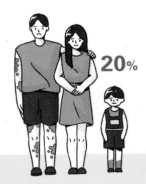

20%

父母一方患有银屑病
子女患病概率为 20%

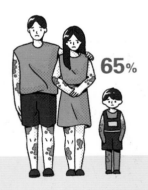

65%

父母双方患有银屑病
子女患病概率为 65%[1]

简单来说，
与银屑病患者血缘关系越近，
发病的可能性就会越大。

Q 银屑病会传染吗

A 不会传染。

银屑病是自身免疫功能紊乱引起的炎症，并非病毒、细菌等病原体直接感染所致，所以银屑病不是传染病，没有传染性，更不会通过脱落的皮屑传染他人[1]。

如果你的家人、同事或朋友患有银屑病，请和他们正常交流、玩耍，不用担心会被传染；病友们也可以放宽心，不用刻意避免与他人接触。

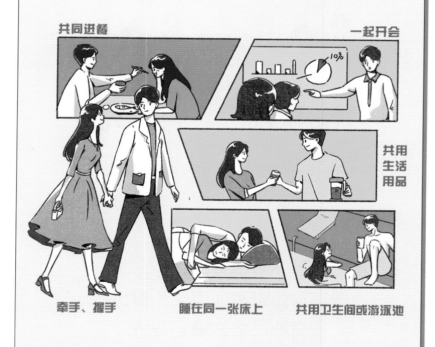

共同进餐　　一起开会　　共用生活用品

牵手、握手　　睡在同一张床上　　共用卫生间或游泳池

Q 银屑病是皮肤癌吗

A 不是。

虽然两者都会给患者的身心带来极大痛苦，但银屑病和皮肤癌是两种完全不同的疾病。

皮肤癌是指皮肤组织病变所致的恶性肿瘤。

银屑病是一种反复发作、难以根治的慢性炎症性疾病，它不是皮肤癌。

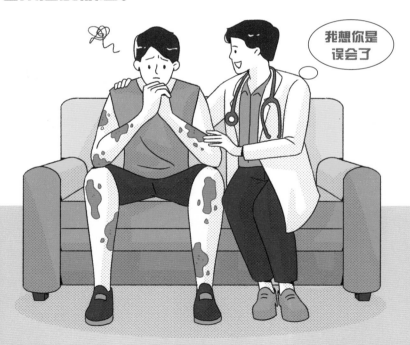

我想你是误会了

Q 为什么会得银屑病

A 科学家们还没有完全弄清楚银屑病的确切病因，目前认为遗传因素、免疫因素和环境因素都对银屑病的发生起着重要作用 [1]。

遗传因素

遗传是银屑病的主要危险因素，约 $1/3$ 的患者有银屑病家族史 [1]。

免疫因素

当人体免疫系统受到外伤、感染、药物等攻击，导致天然免疫系统和适应性免疫系统内一些细胞过度活化，分泌大量促炎因子，最终引发银屑病 [1]。

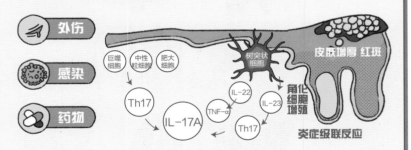

外伤

感染

药物

巨噬细胞　中性粒细胞　肥大细胞

树突状细胞

皮肤增厚 红斑

Th17

IL-22

IL-23

角化细胞增殖

TNF-α

IL-17A

Th17

炎症级联反应

环境因素

精神紧张、睡眠障碍、过度劳累、吸烟、酗酒、外伤及服用某些药物，都可能诱发或者加重银屑病。对现代人而言，巨大的精神压力也是银屑病的一大发病原因 [1]。

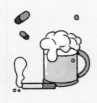

Q 如何确定自己是否患有银屑病

A 可以从以下 3 点来判断自己是否患有银屑病。

判断内容

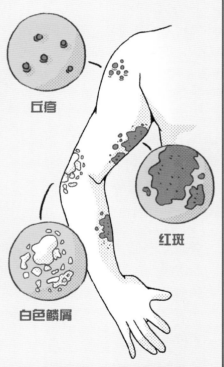

家族病史

由于银屑病具有一定的遗传倾向，如果近亲中有银屑病患者，患病的可能性就会更大。

丘疹

皮肤表现

银屑病的特征性皮疹，包括红斑、红疙瘩（丘疹）和银白色鳞屑。皮疹一般分布于四肢伸侧，尤其多见于肘膝、骶尾部和头皮等。

红斑

白色鳞屑

临床检查

目前皮肤镜、皮肤 CT、皮肤超声等检查手段都能够提高诊断的准确性，如果临床表现不典型，判断难度较大，则可以切取少许皮肤组织制成切片，进行病理检查。

Q 为什么银屑病患者的皮肤会脱屑

A 因为银屑病患者的"皮"生长加快。

在遗传因素与环境因素的共同作用下，一方面，天然免疫系统内，巨噬细胞、中性粒细胞、肥大细胞过度活化，促使 Th17 细胞分泌促炎因子 IL-17A。

另一方面，应对外来刺激的适应性免疫系统内分泌 TNF-α、IL-23 的细胞过度活化，也促使 Th17 细胞分泌促炎因子 IL-17A、IL-23 等。

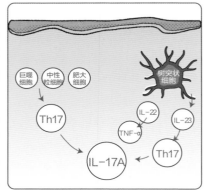

在两方面共同作用下，IL-17A 分泌过多，刺激角质形成细胞，使表皮细胞出现过度增殖的情况。

普通人正常的细胞分裂周期是 311 小时（也就是 28 天左右），银屑病患者的这一时间缩短到了 36 小时（也就是 3~4 天）。

也就是说，银屑病患者表皮细胞的产量是正常人的数倍，多出来的部分来不及变成成熟的角质形成细胞，只能以不成熟（角化不全）的形式变成鳞屑哗哗脱落[8]。

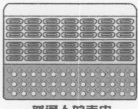

普通人的表皮

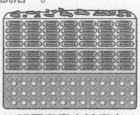

银屑病患者的表皮

Q 为什么银屑病患者会感到瘙痒

A 可能与精神压力以及神经源性炎症有关。

在皮肤内，神经末梢、角质形成细胞、炎症细胞和其他细胞会释放一些特定的物质，如神经肽、前炎症因子、瘙痒介导因子，这些物质都是让患者感到痒痒痒的"狠角色"。

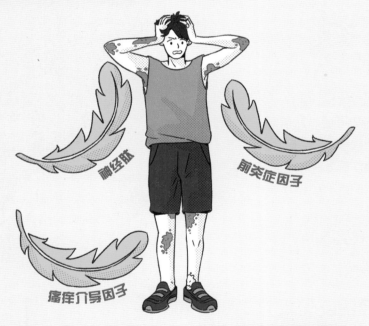

研究发现，在有瘙痒感的银屑病患者的血液和皮肤中检测到一些神经肽类物质（P物质、降钙素基因相关肽、生长激素抑制素、β内啡肽、神经肽Y、血管活性肠肽以及垂体腺苷酸环化酶激活肽等）的表达明显增加。

Q 为什么银屑病患者白天不痒晚上痒

A 研究表明，65% 的炎症性皮肤病，包括银屑病，会有晚上瘙痒的情况。晚上瘙痒可能与皮肤温度和经表皮失水的昼夜节律有关[10]。

皮肤温度

热量可通过对神经末梢的作用来加重瘙痒感，当夜间室内温度升高时，瘙痒感就会加重。

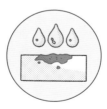

经表皮失水 (TEWL)

TEWL 在夜间显著增加，意味着这个时候表皮屏障功能不佳，可能导致刺激物和致痒物质穿透[10]，加重皮肤瘙痒感。

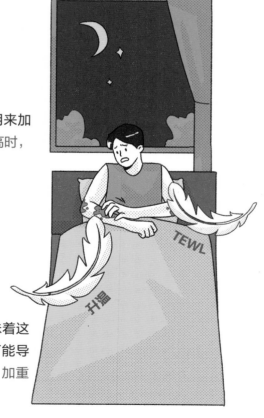

Q 为什么银屑病患者的皮肤随便挠挠就出血

A 与两方面因素有关。

一方面，真皮乳头上延，上方棘层变薄，颗粒层常消失，皮肤的保护力变弱了。另一方面，真皮乳头水肿，其中毛细血管变得迂曲、扩张，还向上延伸到乳头顶部，在挠痒痒的时候更容易被累及。

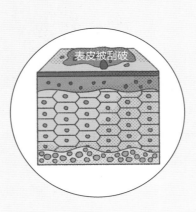

表皮被刮破

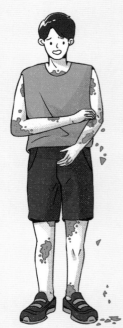

所以，在抓挠皮损的时候，很容易刮伤表皮，刮破藏在表皮之下的毛细血管，导致出血，这种情况也被称为 Auspitz 征。

Q 炎症会诱发银屑病吗

A 关键不在炎症，而在感染。

感染是诱发和加重银屑病的危险因素之一。

这里的"感染"，包括细菌（化脓性链球菌、金黄色葡萄球菌）、真菌（马拉色菌、白念珠菌）和病毒（乳头瘤病毒、逆转录病毒、内源性逆转录病毒）感染。

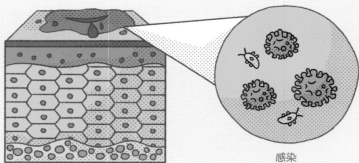

感染

其中最明显的是上呼吸道感染导致银屑病发病和复发，如咽痛、发热之后，患者全身可能出现点滴状红斑鳞屑性皮损。

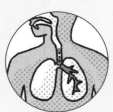

上呼吸道感染

还有证据表明，咽部感染可以导致慢性寻常型银屑病的复发和加重[11]。

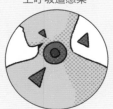

咽部感染

Q 如何判断自己的银屑病病情是否加重

A 可通过以下 8 点进行判断。

以下这 5 种表现，
都是银屑病患者病情加重的警报 [1]。

01 皮损变得更严重了。

02 原本的皮损消不下去，还不断长出新的。

03 发病的位置越来越痒。

04 发病的部位越来越多。

05 手、脚指甲开始出现症状。

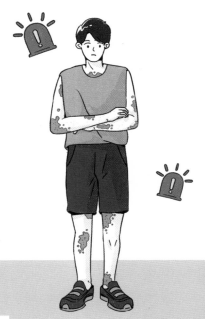

还有 3 种情况，甚至会引发新的问题 [1]。

① 出现全身皮肤肿胀、发红和大量脱屑的情况，会发展为红皮病型银屑病。

② 突然出现大量针尖至小米粒大小的脓疱，会发展为脓疱型银屑病。

③ 关节出现肿胀、疼痛、晨僵和活动受限，这是身体在提醒患者即将出现关节病型银屑病。

Q 银屑病不及时治疗会有哪些后果

A

轻则，皮疹和瘙痒加重，影响患者的生活质量，使后续治疗费用升高。

重则，复发频率增加，有可能进展为关节病型银屑病，不仅疼痛明显，还会影响关节的功能甚至致残，有可能增加高血压、糖尿病、抑郁症等的发病风险[1]。

你以为

> 不就是红疹和瘙痒吗，忍忍就行了

实际上，同时还有……

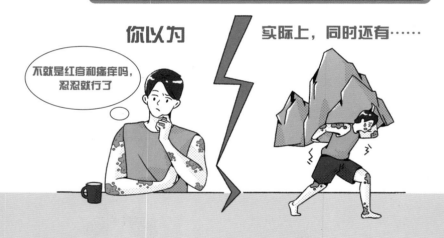

目前认为，银屑病不仅是一种皮肤病，还是一种系统性疾病，共同的遗传背景、炎症过程和免疫紊乱往往会让银屑病患者"多病缠身"[1]，包括焦虑、抑郁、关节炎、高血压、肥胖、糖尿病、血脂异常、炎症性肠病等。这些一起发生的疾病，被称为"银屑病的共病"，和患者的整体健康息息相关，建议及时治疗。

银屑病的病程分几期

A 银屑病的病程可分为 3 期。

进行期

红斑浸润明显，鳞屑较厚，周围有红晕，同形反应阳性。

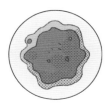

静止期

暂停进展，皮损炎症减轻，基本没有新的皮损出现。

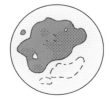

退行期

皮损炎症基本消退，面积缩小，但好转的表现比较多样，有的人皮损周围会出现浅色晕，浅色晕逐渐扩大；有的人皮疹消退之后留下一些浅色斑；有的人皮损先从中央消退，呈环状[12]。

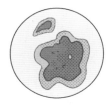
皮损周围有浅色晕

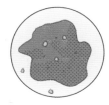
原来皮损的位置出现浅色斑

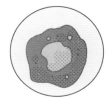
皮损从中间消退（呈环状）

Q 银屑病会癌变吗

A 事实上，银屑病皮损不是癌前病变，银屑病也不会癌变。

但 Meta 分析表明，银屑病患者发生非黑素瘤性皮肤癌（特别是鳞状细胞癌和基底细胞癌）的概率比一般人要高。

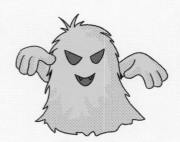

基底细胞癌

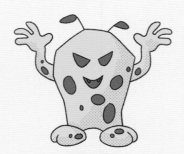

鳞状细胞癌

这可能是因为银屑病患者身体长期出现炎症，治疗期间需要接触各种药物，承受多种治疗。另外，吸烟、饮酒、肥胖的患者，也会受这些危险因素的影响。同时，由于银屑病患者需要进行更加密切的检测，因此比一般人更容易发现皮肤癌的迹象[13]。

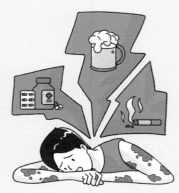

Q 提高免疫力可以降低银屑病的患病概率吗

A 不可以。

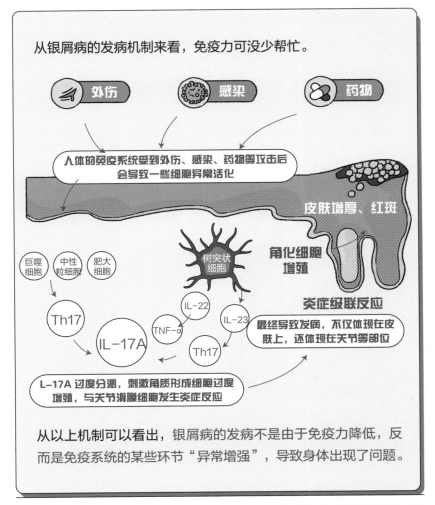

从银屑病的发病机制来看，免疫力可没少帮忙。

外伤 **感染** **药物**

人体的免疫系统受到外伤、感染、药物等攻击后会导致一些细胞异常活化

皮肤增厚、红斑

巨噬细胞　中性粒细胞　肥大细胞

树突状细胞

角化细胞增殖

Th17

IL-22

IL-23

炎症级联反应

TNF-α

IL-17A

Th17

最终导致发病，不仅体现在皮肤上，还体现在关节等部位

L-17A 过度分泌，刺激角质形成细胞过度增殖，与关节滑膜细胞发生炎症反应

从以上机制可以看出，银屑病的发病不是由于免疫力降低，反而是免疫系统的某些环节"异常增强"，导致身体出现了问题。

第二节

银屑病
会长在哪里

Q 银屑病的皮损会出现在哪些部位

A 从头到脚都可以出现银屑病的皮损。

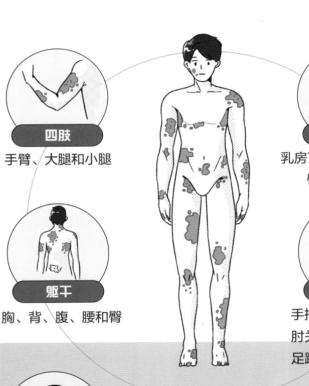

四肢
手臂、大腿和小腿

躯干
胸、背、腹、腰和臀

皮肤皱褶处
乳房下、腋窝、会阴、
臀沟和腹股沟

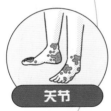

关节
手指关节、手腕、
肘关节、膝关节、
足跟和掌、趾关节

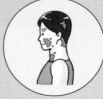

特殊部位
头皮、面部、指甲、手掌、脚掌

Q 银屑病的皮损一般有多大

A 可大可小。一般以手掌作为计算皮损大小的标准，1 个手掌面积 =1%BSA

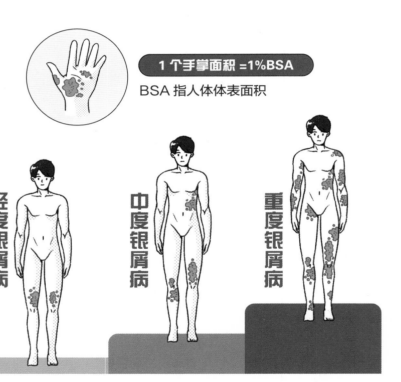

1 个手掌面积 =1%BSA

BSA 指人体体表面积

轻度银屑病

中度银屑病

重度银屑病

0~3 个手掌面积	3~10 个手掌面积	10 个手掌面积以上
<3%BSA	3%~10%BSA	>10% BSA
小面积分布	中等面积分布	大面积分布

Q 银屑病会发生在面部吗

A 面部不是银屑病的好发部位，但这种情况有可能出现。

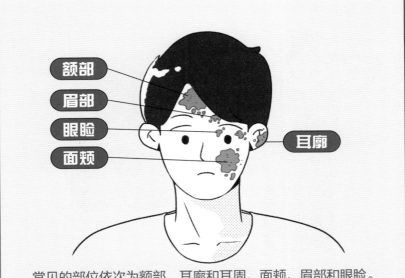

额部
眉部
眼睑
面颊
耳廓

常见的部位依次为额部、耳廓和耳周、面颊、眉部和眼睑。
这不仅会影响患者的容貌，还有可能造成一定程度的心理障碍。

有研究者统计了 609 例银屑病患者，发现面部出现皮疹的比例为 15.9%[14]，这些患者通常发病较早、有家族史、病程较长，而且病情总是反反复复。
如果银屑病长在了面部，意味着病情可能会比较重。

15.9%
面部出现皮疹

Q 银屑病会长在头皮上吗

A 会，头皮是银屑病的好发部位之一。

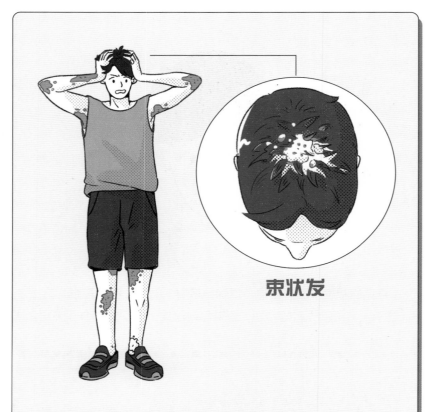

束状发

与长在皮肤其他伸侧部位的银屑病一样，头皮上也会长出边界清晰的红色斑块，斑块上覆盖着银白色鳞片。

不同的是，我们的头皮上还长着头发，堆积得越来越厚的鳞屑会像橡皮筋一样，将头发紧缩成一束一束的，看起来就像头上长了一簇簇毛笔，称为"束状发"。

Q 银屑病会长在生殖器上吗

A 会长在生殖器上。约 60% 的银屑病患者会出现生殖器银屑病[15]，这是发生在特殊部位的反向型银屑病。

女性 生殖器银屑病	男性 生殖器银屑病
皮疹通常是对称性的，临床表现比较多样，可能是潮湿的灰色斑块，或者是光滑的无鳞屑红斑，甚至会出现与大阴唇外侧相连的鳞屑性斑块。 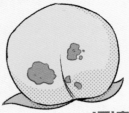	可发生在阴囊或阴茎，以龟头最为常见。 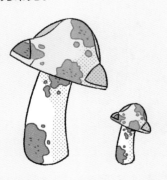

浸渍、皲裂、疼痛

这些敏感部位的皮疹，会给患者带来羞耻感和心理压力，从而影响正常性生活；这些部位的皮疹本身容易出现浸渍、皲裂和疼痛，导致性生活质量降低，甚至引发性功能障碍。

不同部位皮损的治疗难度一样吗

A 不一样。
通常长在头皮、指甲、手掌和足底的银屑病，要比长在躯干、四肢的银屑病更难治疗[15]。

头皮银屑病

长在头皮的皮损比较肥厚，甚至会形成石棉状厚积鳞屑；再加上有头发遮挡，会在一定程度上影响外用药和光疗的治疗效果。

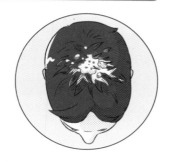

甲银屑病

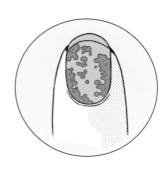

由于甲板比较坚硬，外用药很难渗透，而甲皱襞注射这种方法又太痛了，患者很难忍受；加上指甲本身生长缓慢，就算治疗有效，起效时间也需要 4 ~ 6 个月。

掌跖银屑病

包括掌跖部位的斑块状银屑病、掌跖脓疱病、连续性肢端皮炎，无论是哪种类型，发病都很缓慢，经过治疗，皮损消退的速度也明显比其他部位要慢。

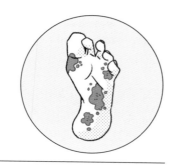

Q 头皮银屑病会引起头发脱落吗

A 不会直接引发脱发，但会产生间接伤害。

头皮上的银屑病皮疹与身体其他部位的银屑病皮疹一样，表皮细胞在相关细胞因子的刺激下会快速分裂增殖，堆积在头皮上，产生红斑和鳞屑。

这个过程主要发生在表皮层，不会影响到位于真皮层的毛囊，所以对头发没有直接伤害。

但如果患者总是不停地用手抠挖头皮上的斑块，或者出现了继发性细菌感染，引起毛囊损伤，那就可能导致脱发，形成局部脱发斑。

另外，影响毛发生长的因素有很多，银屑病患者如果精神压力过大，或者服用了某些药物，如阿维 A，也有可能引起全头皮弥漫性脱发[1]。

Q 为什么银屑病会引起指甲变形

A 银屑病引发的指甲变形，可能是甲 - 关节对组织压力的异常应答。

指甲变形可能与一些因素有关，如组织生物力学改变、轻微外伤，导致免疫系统被异常激活[16]。

当病变波及甲母质的时候，指甲会出现凹点和白甲；当病变波及甲床时，表现为油滴征、甲下角化过度，以及甲裂片状出血[1]。

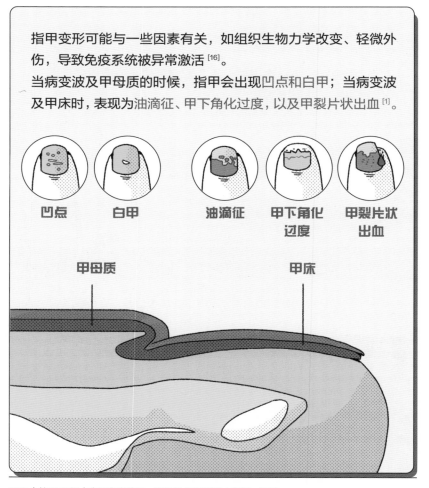

凹点　白甲　油滴征　甲下角化过度　甲裂片状出血

甲母质　甲床

第三节

银屑病有哪些类型

Q 银屑病有哪些明显特征

A 银屑病有 3 个明显特征。

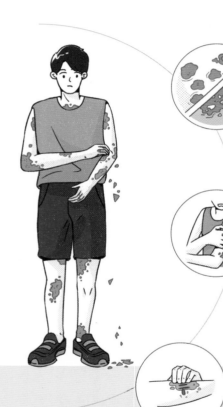

白色鳞屑
红斑表面覆盖有银白色鳞屑，这正是"银屑病"病名的由来。

薄膜现象
鳞屑很容易被刮去，就像刮蜡，当全部鳞屑被刮去后，就会暴露出下方的半透明薄膜。

点状出血
继续刮除薄膜则会引起点状出血。

Q # 银屑病有哪些常见类型

A 银屑病常见类型包括寻常型、关节病型、脓疱型和红皮病型。

 ### 寻常型银屑病
包括斑块状银屑病和点滴状银屑病。

其中斑块状银屑病占绝大多数（约90%），临床表现为大小不一的斑块，多出现在头皮、躯干、臀部和四肢伸侧面，也会出现小斑块融合成大斑块并覆盖全身的症状。

 ### 关节病型银屑病
也被称为银屑病关节炎。

每10个银屑病患者中就有4个会出现关节病变。临床常表现为关节部位疼痛、红肿、晨僵，甚至残疾。

 ### 脓疱型银屑病
包括泛发性脓疱型银屑病、局限性脓疱型银屑病。

临床表现为在红斑基础上出现针尖至粟粒大小的脓疱，多出现在甲、手掌、足跖部位。脓疱融合，可形成大片脓糊，同时伴有发热、肌痛、地图舌、沟状舌、皱裂舌等症状。

红皮病型银屑病

是一种少见的重症银屑病，临床表现为全身弥漫性潮红（大于体表面积的 90%）、肿胀并伴有大量鳞屑，红斑几乎覆盖整个身体，常伴有发热、畏寒、表浅淋巴结肿大等表现。

另外，还有一些少见类型。

反向银屑病

与斑块状银屑病相反，反向银屑病皮疹通常长在肘窝、腿弯、腋窝等容易出汗的屈侧部位，皮疹通常是浸润性红斑，表面鳞屑较少。

掌跖脓疱病

常发生于手掌和足底部位，皮疹可能伴随脓疱和指甲病变，甚至可能导致指甲疼痛、开裂。

甲银屑病

是长在指甲上的银屑病，可能导致甲母质、甲床、甲下皮、近端甲皱襞出现病变。

Q 什么是斑块状银屑病

A 斑块状银屑病是最常见的银屑病类型，约占所有病例的 90%[1]。

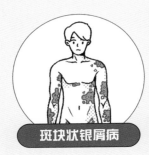

斑块状银屑病

斑块呈暗红色，边界清楚，边缘陡峭，表面覆盖着干燥的银白色鳞屑。

这些鳞屑很容易被刮去，就像刮蜡一样，当上方鳞屑都被刮去以后，就会暴露出下面的半透明薄膜，继续刮掉薄膜会引起点状出血，称为点状出血现象。这些都是诊断斑块状银屑病的重要线索。

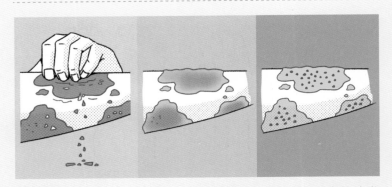

如果红色斑块长在了头皮上，堆积得越来越厚的鳞屑会将头发紧缩成一束束，看起来就像头上长了一簇簇毛笔一样，称为"束状发"。

特点：最常见、斑块大小不一、长在伸侧。

Q 什么是关节病型银屑病

A 关节病型银屑病，也就是银屑病关节炎。关节病型银屑病在银屑病患者中的发病率约为 30%[17]。

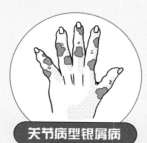

关节病型银屑病

通常出现在手足小关节，也可能出现在四肢大关节，甚至出现在骶髂关节和脊柱。

表现为受累关节肿胀、疼痛、晨僵和活动受限等，严重者可出现关节畸形。有些患者的手指或者脚趾会肿得像根香肠一样，称为"腊肠指 / 趾"。

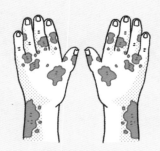

患者的手指

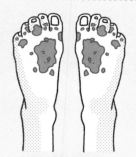

患者的脚趾

关节病型银屑病要积极治疗，因为受累骨质可发生骨溶解、关节强直、畸形等，甚至致残。

特点：关节发病、肿胀疼痛、腊肠指。

Q 什么是脓疱型银屑病

A 脓疱型银屑病是银屑病的少见类型。

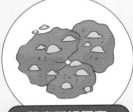

脓疱型银屑病

皮疹表现为在红斑基础上长了大量针尖至小米粒大小的脓疱。

可能大面积出现在全身，也可能只在一小块皮肤上出现。

泛发性脓疱型银屑病

发作面积比较大，通常由系统性糖皮质激素停药或急性感染诱发，起病急，通常伴随发热、全身不适，由于病情较重，往往需要住院治疗。

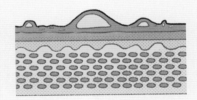

掌跖脓疱病

只在局部发作，是局限性脓疱型银屑病的表现之一，患者的手掌和足底会在红斑、脱屑的基础上出现无菌性脓疱，还会散在分布很多黄褐色斑点。

连续性肢端皮炎

是脓疱型银屑病的另一种罕见表现，患者常有局部外伤史，脓疱会波及肢端和甲床，引起指甲脱落。

特点：针尖大小脓疱、区域可大可小。

Q 什么是红皮病型银屑病

A 这是一种少见的重症银屑病。

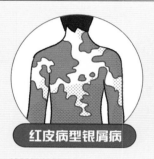

红皮病型银屑病

银屑病治疗不当，特别在寻常型银屑病进行期应用激素类药物，或长期大量应用皮质类固醇类药物，停药或减量方法不当，就有可能发展成更严重的红皮病型银屑病 [1]。

患者会出现全身弥漫性潮红，潮红的部位可大于体表面积的90%，出现肿胀，还会伴随大量鳞屑，红斑几乎覆盖整个身体，通常还会有发热、畏寒、表浅淋巴结肿大等表现。

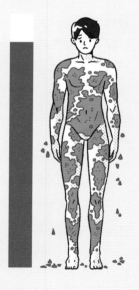

90%
潮红部位

特点：全身潮红、大量鳞屑、发热畏寒。

Q 什么是反向银屑病

A 与发病部位在伸侧的斑块状银屑病相反，有些患者的皮疹长在屈侧，这种银屑病被称为"反向银屑病"或"屈侧银屑病"。

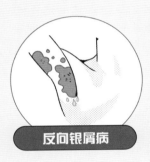

反向银屑病

"屈侧"是指哪些部位

是指皮肤上容易折叠、有皱褶的部位，如耳后、腋窝、肘窝、腿弯、乳房下、会阴、臀间、脐凹、生殖器和腹股沟。由于这些部位通常比较潮湿，皮疹看起来会更有光泽，属于浸润性红斑，表面的鳞屑也会少一些。

另外，这些部位的皮肤往往更为薄嫩、敏感，对外用药的吸收也更强，所以选择治疗药物的时候，应该考虑到这些部位的特殊性。

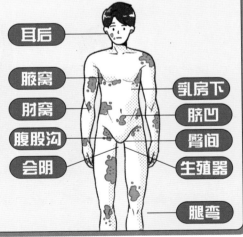

耳后
腋窝
肘窝
腹股沟
会阴
乳房下
脐凹
臀间
生殖器
腿弯

特点：长在屈侧、鳞屑少。

Q 什么是掌跖脓疱病

A 掌跖脓疱病是发生于手掌和足底部位的银屑病类型，可以单独发生，也可以在身体其他部位同时出现。

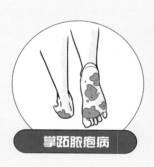

掌跖脓疱病

掌跖脓疱病导致的斑块是边界清楚的红色鳞屑性斑块，可能出现脓疱、指甲病变，甚至导致指甲疼痛、开裂。

虽然掌跖银屑病占的面积比较小，但疼痛明显，治疗起来比较困难，会严重影响患者的生活质量。

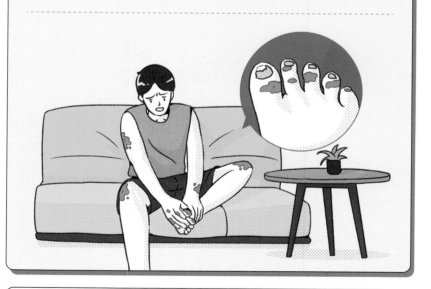

特点：小面积发病、影响到指甲、疼痛明显。

什么是甲银屑病

A 银屑病不仅会出现在皮肤上，也能出现在指甲上。

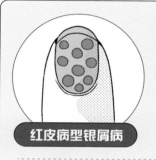

红皮病型银屑病

甲银屑病可以发生在所有银屑病亚型中，高达 90% 的关节病型银屑病患者有甲改变，尤其是远端指 / 趾关节受累者甲病变发生率更高 [1,18]。

甲银屑病的表现主要与发病部位有关。

甲母质病变
可引起甲凹点（甲板均匀一致、境界很清楚，长着像顶针一样的凹陷）、白甲（指甲上有白点或者白线）、红色甲半月（甲半月变红）、浅表剥脱和甲营养不良。

甲床病变
可引起甲分离、油滴征（甲板下面出现黄褐色斑片，好像浸渍在纸上的油滴）、甲下角化过度和甲裂片状出血。

远端甲床和甲下皮肤病变
会导致甲剥离。

近端甲皱襞病变
会导致甲沟炎。

特点：甲受损。

第四节

银屑病和其他皮肤病的区别

Q 银屑病和特应性皮炎有什么区别

A 银屑病和特应性皮炎都属于慢性炎症性皮肤病，但两者区别很大。

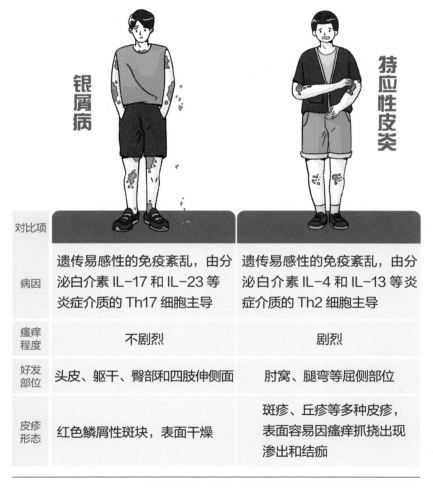

银屑病

特应性皮炎

对比项		
病因	遗传易感性的免疫紊乱，由分泌白介素 IL-17 和 IL-23 等炎症介质的 Th17 细胞主导	遗传易感性的免疫紊乱，由分泌白介素 IL-4 和 IL-13 等炎症介质的 Th2 细胞主导
瘙痒程度	不剧烈	剧烈
好发部位	头皮、躯干、臀部和四肢伸侧面	肘窝、腿弯等屈侧部位
皮疹形态	红色鳞屑性斑块，表面干燥	斑疹、丘疹等多种皮疹，表面容易因瘙痒抓挠出现渗出和结痂

Q 银屑病甲和灰指甲有什么区别

A 银屑病甲与灰指甲都可能出现甲剥离的情况，主要从以下几点进行区分。

对比项	银屑病甲	灰指甲（甲癣）
发病情况	多甲同时发病，5 个脚趾甲中有 3 个一起中招	从单甲开始发病，逐渐发展到其他指甲，5 个脚趾甲中有 1 个中招
甲凹点的大小和形状	均匀一致，一个指甲上的点大小一致，均匀分布	不规则，一个指甲上的点大小和形状均不一致
病甲特征	甲板混浊不明显，出现黄褐色斑片	指甲会变色、无光泽、增厚或变薄、破损残缺，指甲整块变成黄褐色
真菌镜检	阴性	检出菌丝或孢子

Q 银屑病和湿疹有什么区别

A ▷ 银屑病和湿疹的区别如下。

对比项	银屑病	湿疹
病因	遗传背景 + 环境诱因	过敏体质 + 接触变应原或刺激物
病程特点	反复发作和缓解，冬重夏轻	反复出现急性和亚急性发作
皮损现象	皮损形态相对单一，红色丘疹、斑块，覆有银白色鳞屑	皮损形态多样，包括红斑、丘疹、水疱、渗出、浆痂等
瘙痒程度	不明显	明显[18]
好发部位	伸侧部位，如头皮、四肢伸侧、腰骶部	屈侧部位，如肘部、膝盖弯曲处、腋下、颈部后侧以及手腕等
治疗方式	可根据病情选择外用药物治疗、系统药物治疗、光化学疗法、生物制剂	依据皮损形态给予外用药，如溶液、软膏、硬膏；口服抗组胺药，短期应用糖皮质激素

Q 银屑病和神经性皮炎有什么区别

A 两者的区别如下。

对比项	银屑病	神经性皮炎[1]
好发部位	头皮、四肢伸侧、腰骶部	容易抓到的部位，如手部、前臂、颈后、眼睑
瘙痒程度	不明显	明显
病程	早期：红色丘疹 后续：扩大融合成红色斑块	早期：红色斑片 后续：被抓挠后继发苔藓样变（肥厚性斑块，皮纹增粗）
脱屑情况	表面有白色鳞屑	不明显
同形反应 身上其他部位有同类症状	有	无
Auspitz征 在皮损处轻压后有出血点	有	无

Q 银屑病和接触性皮炎有什么区别

A 两者的区别如下。

对比项	银屑病	接触性皮炎
发病部位	头皮、四肢伸侧、腰骶部	接触过敏原、刺激物的部位
皮损状态	边界清晰，形态单一：暗红色增厚斑块，覆盖白色鳞屑	边界明显，形态多样：急性期，红斑、肿胀、水疱、结痂等；慢性期，红色鳞屑性斑块、苔藓样变、皲裂
治疗难度	需要专业治疗干预，皮损不易消退	停止接触过敏、刺激物质后皮损容易消退

Q 银屑病和玫瑰糠疹有什么区别

A 两者的区别如下。

对比项	银屑病	玫瑰糠疹
好发部位	头皮、四肢伸侧、腰骶部	躯干
皮损状态	红色斑块，边界清晰，皮损偏厚实	椭圆形、玫瑰色斑片，中央颜色较淡，边缘稍凸起，皮损偏薄
鳞屑状态	多	较少
病程	早期：红色丘疹 后续：扩大融合成红色斑块，覆盖白色鳞屑	早期：出现母斑 后续：出现较小的继发疹，形态与母斑类似，沿着皮肤纹路呈圣诞树状分布，可扩展到四肢，少数出现在前臂、小腿，甚至手掌、脚底、面部和头皮[20]
治疗难度	需要专业治疗干预，皮损不易消退	自限性疾病，6～8 周内可自行消退

Q 银屑病和鱼鳞病有什么区别

A 两者的区别如下。

对比项	银屑病	鱼鳞病
发病原因	遗传、免疫和环境因素	常染色体显性遗传（家族史更突出）、环境因素、内分泌紊乱、营养不良
皮损现象	Auspitz 征：阳性 皮损情况：皮肤表面呈红斑，皮损处常伴有瘙痒，抓挠后容易出现脱屑出血等 皮屑情况：银白色鳞屑，多层鳞屑覆盖在皮损上，表面鳞屑容易刮除	Auspitz 征：阴性 皮损情况：皮损基底红斑不明显，轻微发痒 皮屑情况：白色至浅褐色的菱形或多角形鳞屑，周边游离翘起，中央紧贴皮肤，伴有毛角周化 [20]，表面鳞屑不易刮除
皮损部位	全身均会出现	四肢伸侧和背部，特别是小腿伸侧
治疗方式	外用药物治疗、系统药物治疗、光化学疗法、生物制剂	保湿剂、角质软化剂等药物

Q 头皮银屑病和头皮脂溢性皮炎有什么区别

A 两者的区别如下。

对比项	头皮银屑病	头皮脂溢性皮炎
	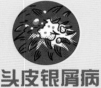	
皮损现象	毛发情况：毛发成束状，无脱发 皮损边界：清楚 皮屑情况：呈点滴状和斑片状，其上有白色片状鳞屑，非油性厚痂	毛发情况：毛发不是束状，常伴有脱发现象 皮损边界：不清楚 皮屑情况：糠状鳞屑或者油腻性厚积痂皮
皮损部位	头皮，可伴有甲损害，或躯干、四肢伸侧多处鳞屑性红斑	除头部外，还趋向于颜面部、胸背部等皮脂溢出部位发病 [12]
治疗方式	外用药物治疗、系统药物治疗、光化学疗法、生物制剂	外用药，如硫磺；口服药，包括抗组胺药等

第五节

哪些人会得银屑病

Q 男性患者更容易患上银屑病吗

A 男性和女性患病的概率没太大区别。

1984年
我国在 24 个省、自治区、直辖市共调查了 6 617 917 人，共计发现银屑病患者 11 393 例，男女标化患病率分别为 1.68‰和 1.24‰，两者具有显著统计学差异，男性发病率略高于女性[21]。

2008年
我国又在 6 个省市对 19 974 人进行了一项调查，共计发现银屑病患者 102 人，其中男女标化患病率分别为 5.4‰和 4.4‰，男性略高于女性，但两者之间无显著统计学差异[3]。

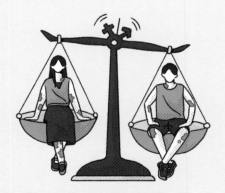

目前的观点可能更倾向于：
男性和女性患病的概率差不多，男性略高于女性。

Q 哪个年纪容易患银屑病

A 任何年龄都有可能发病，但好发于青壮年。

根据调查发现，约 2/3 的患者在 40 岁以前发病[1]；也有统计发现，发病年龄有两个高峰，即 15 ~ 25 岁和 50 ~ 60 岁[22]。

我国在 1984 年开展的一项大型流行病学调查显示，初发年龄男性最高在 20 ~ 24 岁组（17.22%），女性在 15 ~ 19 岁组（18.46%），75% 的患者初发年龄在 34 岁之前[21]，这也印证了银屑病好发于青壮年这一观点。

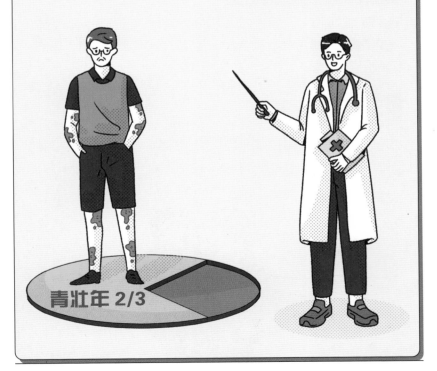

青壮年 2/3

Q 为什么天气冷的地方银屑病患者更多

A 这种现象和以下因素相关。

空气寒冷干燥

寒冷干燥的空气会让银屑病患者皮肤抵抗能力降低，容易发生或者加重皮肤干燥的症状 [21]。

紫外线照射时间短

晒太阳的时间少了，皮肤细胞的新陈代谢也会受到影响，从而减少了皮肤对维生素 D 的合成，这不利于缓解皮肤症状、降低炎症反应 [21]。

出汗少了

出汗少也会影响皮肤的湿润度，容易让银屑病发作。尤其是北方地区的秋冬天，患者要多喝水，注意保暖 [21]。

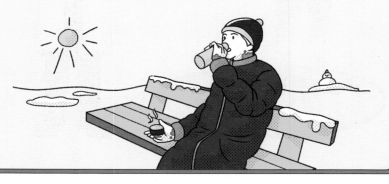

我国银屑病患者分布情况如何

A 在银屑病的患病率上，我国表现出以下规律：北方＞南方，城市＞农村。

我国 1984 年在 24 个省、自治区、直辖市共调查了 6 617 917 人，共计发现银屑病患者 11 393 例，该调查的结果显示：以北纬 35°为界，北方 12 个城市和 6 个农村的标化患病率分别为 2‰和 1.8‰；南方 14 个城市和 14 个农村标化患病率分别为 1.4‰和 0.65‰。

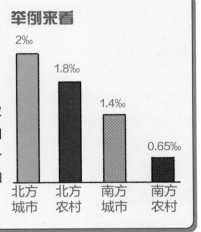

举例来看

根据部分地区情况来看

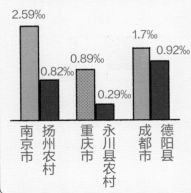

在相同的地理环境下患病率存在城乡差别，江苏省工业化程度较高的南京市标化患病率为 2.59‰，而扬州农村这一数据只有 0.82‰；重庆市为 0.89‰，永川县农村为 0.29‰；成都市为 1.7‰，德阳县为 0.92‰ [21]。

Q 为什么全家只有我得了银屑病

A 遗传并不是银屑病的唯一病因，除了遗传，生活习惯、外界环境、免疫功能异常等因素都可能引发疾病。

生活习惯

吸烟、吸二手烟或者大量饮酒，不仅会影响皮肤屏障功能，还会让免疫力下降，从而增加患病风险。

外界环境

在气候干燥的北方，银屑病患病率更高，可能是干燥环境下容易造成皮肤屏障功能受损，从而诱发银屑病。

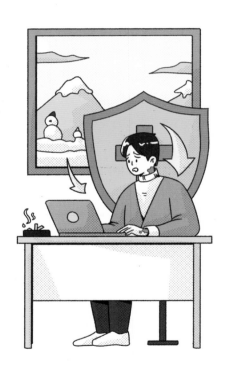

免疫功能异常

如果长期处于高度紧张或高强度的工作状态，精神压力过大，人体会处于应激状态，从而影响机体的免疫功能。其中，由 T 淋巴细胞启动的免疫过程是银屑病发生和加重的关键。

Q 我得了银屑病，家人会被传染吗

A 银屑病不会传染，故患者的家人很安全。

银屑病是自身免疫紊乱引起的一种炎症性皮肤病，不是由病毒、细菌等病原体直接感染导致的，所以本身没有传染性。

父母

一方患病
20%
发病率

双方患病
65%
发病率

双胞胎

65%~72%
同卵双胞胎发病率

15%~30%
异卵双胞胎发病率

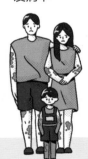
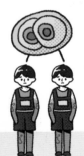
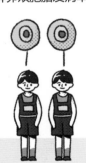

从遗传角度来看，家人就得谨慎了。

数据显示，31.26% 的银屑病患者有家族史[1]。

当父母有一方患有银屑病，子女的发病率大概是 20%，当父母双方都患有银屑病，子女的发病率会更高，能达到 65%。

如果有双胞胎兄弟姐妹，同卵双胞胎都发病的概率是 65% ~ 72%，异卵双胞胎都发病的概率稍低，只有 15% ~ 30%[1]。

Q 国外有银屑病患者吗

A 银屑病在全球范围内均有发病。

文献报告的患病率在不同地域和不同人种间差异比较大。
国外研究表明,在所有年龄段的美国人群中,银屑病患病率为 0.7% ~ 2.6%[4]。

在欧洲人群中,银屑病发病率 [4] 如下。

- 瑞典 2%
- 英国 1.48%
- 意大利 2.9%
- 挪威 1.1%
- 西班牙 1.43%
- 德国 2%
- 丹麦 2.84%

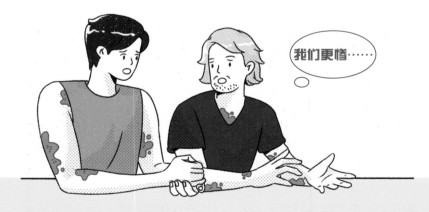

我们更惨……

从以上结果来看,
欧美多数国家的银屑病患病率高于 1%,
明显高于我国的 0.47%[3]。

第六节

银屑病
会带来
什么危害

Q 银屑病只是皮肤病吗

A 皮损，只是银屑病的"冰山一角"。

很多银屑病患者还面临着全身多组织炎症反应和发生共病的风险[21]。因此，除了关注皮损表现，别忘了把目光转到全身多组织炎症性疾病的防控方面，从而更好地恢复正常的工作、生活。

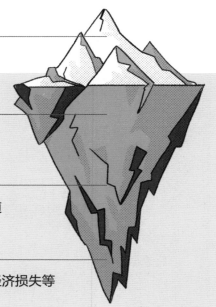

银屑病
皮损累及全身、难治部位受累

关节炎症
关节损伤、严重致残

其他全身慢性炎症
心血管、代谢功能、肝、肾、肠道

生活质量
抑郁症、社交障碍、失业、社会经济损失等

Q 银屑病会对身体造成哪些危害

A 银屑病可能对身体各个系统造成危害。

皮肤

斑块肥厚、脱屑、瘙痒、影响美观，痊愈后会出现色素减退和色素沉着

心血管

高血压、动脉粥样硬化

肾脏

慢性肾脏疾病、终末期肾病

生活

生活质量下降

关节

关节部位疼痛、僵硬、肿胀，严重的甚至会致残

代谢

肥胖、2 型糖尿病、高血脂、高血糖

免疫

类风湿关节炎、红斑狼疮、葡萄膜炎、克罗恩病

心理

焦虑、抑郁和自卑等

Q 银屑病为什么会有共病

A 因为银屑病和共病存在共同的病因。

银屑病与共病之间具有共同的遗传背景、炎症通路和环境因素，从而导致银屑病患者共病的发病率升高。

遗传背景、环境因素

银屑病患者往往有吸烟、酗酒的习惯，心理负担比较大，这些也是心血管疾病、代谢性疾病的致病因素。

炎症通路

银屑病患者皮肤和血液中异常活化的 T 细胞、中性粒细胞和炎症因子会升高，可导致血管动脉斑块形成、脂肪组织炎症以及相关组织、器官损伤。

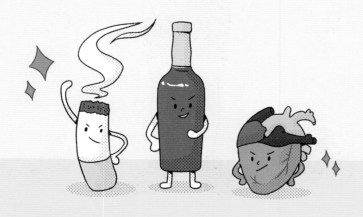

Q 如何判断银屑病患者是否存在共病

A 可以进行针对性筛查。
建议轻度银屑病患者每年筛查 1 次共病，重度银屑病患者每半年筛查 1 次共病[1]。

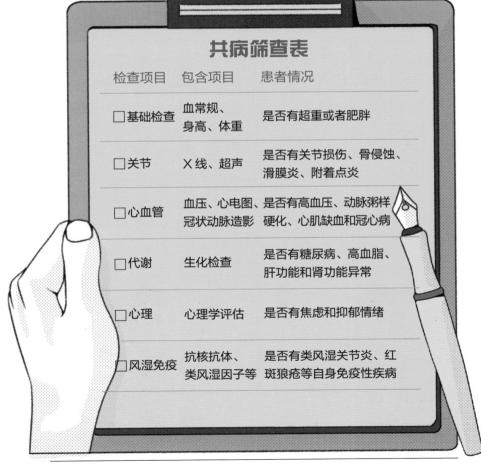

共病筛查表

检查项目	包含项目	患者情况
□ 基础检查	血常规、身高、体重	是否有超重或者肥胖
□ 关节	X 线、超声	是否有关节损伤、骨侵蚀、滑膜炎、附着点炎
□ 心血管	血压、心电图、冠状动脉造影	是否有高血压、动脉粥样硬化、心肌缺血和冠心病
□ 代谢	生化检查	是否有糖尿病、高血脂、肝功能和肾功能异常
□ 心理	心理学评估	是否有焦虑和抑郁情绪
□ 风湿免疫	抗核抗体、类风湿因子等	是否有类风湿关节炎、红斑狼疮等自身免疫性疾病

Q 生殖器银屑病会对生育力产生影响吗

A 可能有影响，特别是应用雷公藤药物治疗的育龄期银屑病患者。

男性	女性
一项病例-对照研究显示，银屑病患者的血清睾酮、性激素结合球蛋白（SHBG）水平显著低于对照组，雌二醇水平显著高于对照组，精子总数、精子活力和正常形态的精子百分数显著低于对照组，这些结果提示未经治疗的银屑病可能损害男性的生育力[24]。	另一项基于人群的队列研究显示，女性中重度银屑病患者的生育率更低，与健康对照组相比，妊娠期银屑病患者发生流产的风险更高，尤其在妊娠前3个月。还有Meta分析显示，女性银屑病患者发生先兆子痫、妊娠高血压和妊娠糖尿病的风险升高[25]。

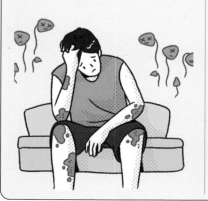

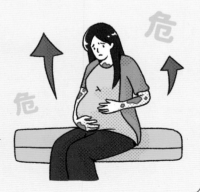

Q 得银屑病会影响男性性功能吗

A 可能会影响，银屑病患者更多表现为焦虑、紧张、郁郁不乐、情绪起伏大等，这些心理变化很可能和性功能有相关性。

有研究采用国际勃起功能指数（IIEF）评估了男性银屑病患者的性功能[26]。结果发现，患者的 IIEF 总评分，即勃起功能、达到性高潮能力、性交满意度三项指标的评分明显低于健康对照组，同时随着患者的银屑病病情严重度（PASI 评分）加重，男性患者的总体性功能和性欲、性高潮均有相应下降[26]。

银屑病造成患者性功能障碍的原因可能和以下因素有关[26]。

01 银屑病难治，易复发，患者容易产生不良情绪。

02 银屑病皮疹发生于暴露部位，会影响患者的形象。

03 生殖器部位的皮疹会加重患者性功能障碍。

04 个人心理素质欠佳，或者对疾病的认识有误区。

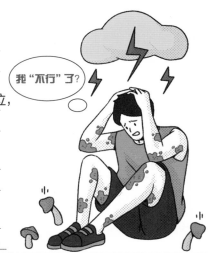

Q 得了银屑病会发胖吗

A 银屑病患者容易发胖，而肥胖会使银屑病患者的治疗难度增大。

代谢综合征是银屑病患者的常见共病，银屑病患者发生肥胖的风险更高，且肥胖的患病率显著升高 [27]。

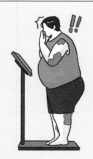

在瑞士学者开展的一项关于肥胖与银屑病关系的研究中，纳入了159 200 例患者。随访 10 年发现，女性银屑病患者中肥胖的发生率升高。还有研究发现，重度银屑病患者比轻度银屑病患者的肥胖发生率更高，35 岁以下的患者比 65 岁以上的患者更易发生肥胖 [23]。

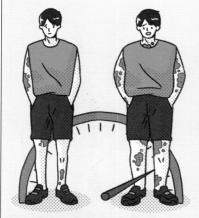
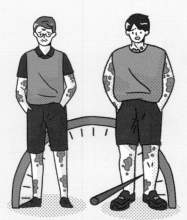

轻度银屑病患者　重度银屑病患者　　65 岁以上　　35 岁以下

肥胖会加重银屑病吗

 肥胖会加重银屑病。

肥胖是银屑病和代谢综合征共病的危险因素，脂肪组织中炎症因子的过度释放会引起银屑病发病[28,24]。

有研究发现，减肥本身可改善银屑病症状[28]。

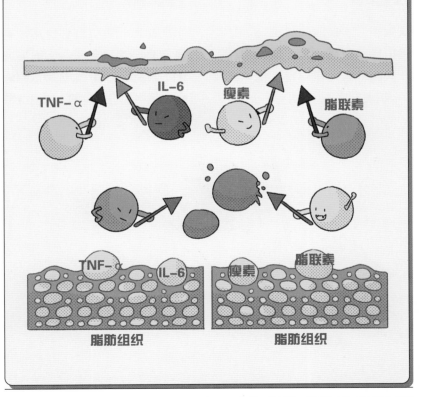

得了银屑病会引起灰指甲吗

A 一般情况下不会。

虽然两者都会对指甲造成伤害，但病理基础不一样。

灰指甲

灰指甲，学名叫甲真菌病，是指由皮肤癣菌、酵母菌和非皮肤癣菌性霉菌侵犯甲板和／或甲床所致的疾病[28]。

银屑病

银屑病是一种炎症性疾病，本身与真菌感染无关，一般情况下不会引起灰指甲。但甲银屑病会破坏甲的机械屏障，更易继发真菌感染，引发灰指甲。

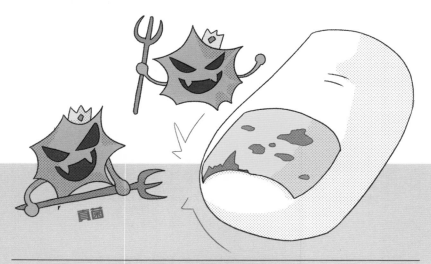

真菌

第七节

为什么银屑病患者会高发心理疾病

Q 银屑病对日常生活有多大影响

A 银屑病可影响生活的方方面面。

想了解影响的程度具体有多大，可以试试完成这份《皮肤病生活质量指数（DLQI）》，这是一份医学上皮肤领域通用的，能评估疾病对生活造成影响的自测问卷。

皮肤病生活质量指数

请以最近一周的感受进行选择	极严重 3分	严重 2分	轻微 1分	无 0分
皮肤痒、痛或刺痛程度	☐	☐	☐	☐
因为皮肤问题而自觉尴尬	☐	☐	☐	☐
影响上街购物、打理家务	☐	☐	☐	☐
影响穿衣方面的选择	☐	☐	☐	☐
影响社交或休闲娱乐	☐	☐	☐	☐
影响做运动	☐	☐	☐	☐
影响工作或学习	☐	☐	☐	☐
影响和配偶或朋友的关系	☐	☐	☐	☐
影响睡眠	☐	☐	☐	☐
在皮肤护理上花很多时间	☐	☐	☐	☐

注：总分越高，影响越严重。
- 超过 10 分，已严重影响日常生活。
- 6~10 分，较大程度影响日常生活。
- 5 分及以下，对日常生活影响不大。

总分 6 分及以上者，疾病对日常生活已经产生较大影响，建议使用生物制剂。

银屑病对心理健康有多大影响

A 焦虑、抑郁是发病率较高的银屑病共病。

银屑病除了让人不舒服，还经常长在衣服遮挡不到的部位，难免让个人情绪和社交压力等心理问题悄悄升级。

 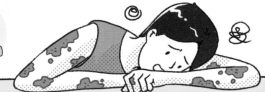

轻度心理问题

有可能引发进食紊乱、睡眠障碍、性功能障碍等。

重度心理问题

有可能引发焦虑症（特别是社交恐惧症）、抑郁症、失去兴趣和成瘾性疾病（尤其是酒精滥用或成瘾），甚至出现精神分裂症和自杀风险。一些中重度银屑病患者会比健康人群更容易出现程度不等的偏头痛、焦虑综合征等[29,23]。

为什么银屑病常见共病是心理疾病

A 可以从两个角度考量这个问题，即心理因素和生理因素。

心理因素

胳膊上、腿上长期长着红斑疹子，不仅自己看着难受，社交时容易尴尬，还会对日常生活造成极大影响。

所以大部分银屑病患者可能存在心理障碍，而心理压力大、应激障碍等又会反过来加重银屑病，形成恶性循环。

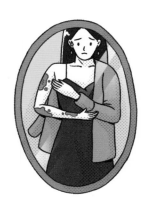

生理因素

在分子学水平上，银屑病与抑郁症有共同的发病基础。

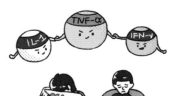

银屑病是典型的身心性皮肤病，发病机制涉及神经、内分泌及免疫系统。其中，银屑病发病的促炎因子白介素－1（IL-1）、肿瘤坏死因子 α（TNF-α）、γ 干扰素（IFN-γ）除了导致银屑病，还能作为神经递质，参与抑郁症的发病过程 [1,2,3]。

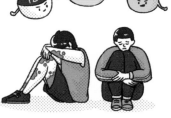

Q # 银屑病患者是抑郁率最高的群体吗

A 确实有影响，但不能说"最"。

虽然在银屑病患者中抑郁症的发生率高于健康对照人群，而且与银屑病的疾病严重程度密切相关。但并没有和其他疾病人群进行过专门的横向比较，所以不能说银屑病患者就是抑郁率最高的群体。

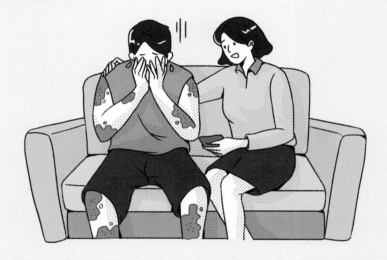

由于中外评估方法不同，对于银屑病患者中抑郁症的患病率差异比较大。国外系统评价研究指出，采用问卷调查的方法发现银屑病患者中抑郁症的患病率为 28%；国内研究显示在银屑病患者中，中重度抑郁症的患病率为 13.9%[2,9]。

银屑病病情加重和精神紧张有关吗

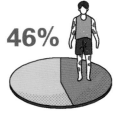

A 精神紧张是诱发和加重银屑病的因素。

许多银屑病患者和医生认为，精神紧张加重了银屑病病情。一项系统评价纳入了 39 项研究，共 32 537 例患者，46% 的患者认为他们的病情与压力有关，54% 的患者能回忆起之前发生过的压力性事件[27]。

46%

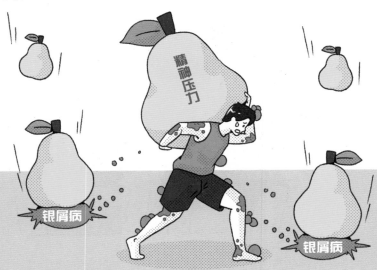

精神压力很可能与银屑病的发病、复发及严重程度存在关联，在对银屑病患者进行评估时，建议将精神压力作为诱发因素之一，考虑采用心理干预作为辅助治疗手段[11]。

Q 为什么有时患者会控制不住地搔抓皮肤

A 银屑病通常伴有慢性瘙痒。

这个时候搔抓皮肤，会让痛觉神经纤维"醒觉"，在脊髓水平上抑制瘙痒感，起到暂时性止痒的作用。

慢性瘙痒会让人忍不住一直搔抓，导致皮肤受到机械性破坏[30]，可能加重病情，从而加重瘙痒，形成瘙痒 - 搔抓的恶性循环，患者越抓越痒，越痒越抓，欲罢不能。

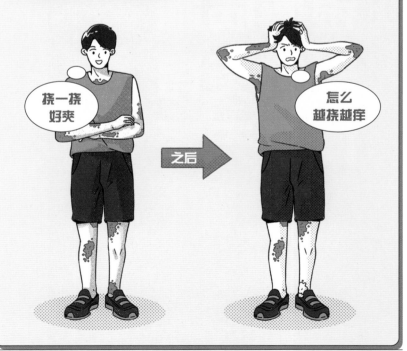

第八节

银屑病和
关节炎有
什么关系

Q 银屑病和关节炎有什么关系

A 关节炎是银屑病的一种共病。

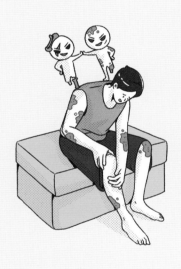

银屑病患者除了有皮肤症状外，还会合并很多共病，关节炎就是其中之一，它是发病率第二高的银屑病共病。

银屑病关节炎，又被称为关节病型银屑病，是一种由银屑病介导的慢性、炎症性、系统性、肌肉骨骼疾病。临床上通常表现为关节疼痛、红肿、晨僵，它会导致永久性关节损伤，甚至导致残疾。

根据数据统计，约30%的银屑病患者会发生银屑病关节炎，每10个银屑病患者中就有3个会出现银屑病关节炎。平均在皮肤症状出现后的10年内发生[31]。

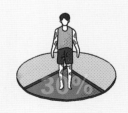

银屑病关节炎有哪些症状

A 关节疼痛、红肿、晨僵，更严重的甚至会导致残疾[32]。

关节

关节疼痛、肿胀，手脚活动不利。

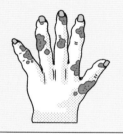

脖子、后背、腰

脖子、后背、腰觉得不舒服，不仅痛，还常常直不起腰，这些感觉在休息后会更加明显。

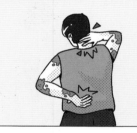

肌肉与骨头接触的部位

肌肉与骨头接触的部位（跟腱与足跟连接部位）感到肿胀、疼痛，这种情况被称为附着点炎。

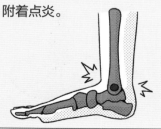

手指或脚趾

手指或脚趾疼痛、肿胀变形，指甲出现凹陷、剥离或角化过度等症状。

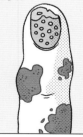

Q 得了银屑病一定会得银屑病关节炎吗

A 有 30% 的可能性 [17]。

根据数据统计，约 30% 的银屑病患者会发生银屑病关节炎。也就是说，每 10 个银屑病患者中就有 3 个会出现关节症状 [17]。关节炎在银屑病出现皮损症状的前、中、后都可能出现，约 75% 患者的关节症状发生在银屑病皮损之后。

以下人群发生银屑病关节炎的风险更大。

01 头皮、指甲部位有银屑病。

02 直系亲属有银屑病关节炎。

03 症状严重的银屑病患者。

04 肥胖的银屑病患者。

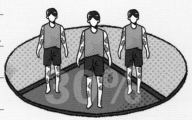

但也不用过分担心，只要控制好银屑病病情，就有更大机会预防银屑病关节炎。一旦发现关节相关症状，则应及早治疗，有助于避免永久性损伤和残疾风险。

Q 如何预防银屑病关节炎

A 早发现、早诊断。

早发现

可采用 PEST 问卷进行关节病变风险自测，帮助患者判断自己是否存在关节炎风险。

PEST 问卷

- 您是否曾经感到身上任何关节有肿痛？
- 在您就诊的过程中，是否有任何一位医生向您告知您有关节炎？
- 您的手指甲或脚趾甲是否出现凹陷或凹洞？
- 您曾经经历过足跟疼痛吗？
- 您任意手指或脚趾关节是否曾出现过不明原因的整个关节的肿胀疼痛？

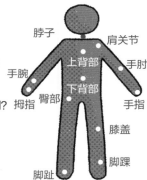

针对上述问题，如果回答中有超过 3 个"是"，则表示可能存在银屑病关节炎风险，建议尽快找医生进行诊断。

早诊断

找对科室。

皮肤科是发现银屑病关节炎的首要科室；皮肤科与风湿科联合治疗，一个解决皮肤症状，一个解决关节症状，能为患者提供更合理治疗方案。

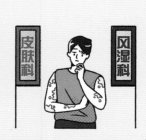

银屑病关节炎的治疗方法有哪些

A 一般治疗、药物治疗和手术治疗。

一般治疗

物理治疗、戒烟（强烈推荐）、合理控制体重、按摩、低强度锻炼（如太极、瑜伽、游泳）等。

手术治疗

关节损伤严重、活动受限、功能受损时，请骨科医生进行诊治，进一步确认手术方案。

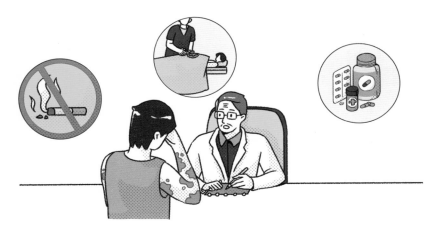

药物治疗

如果是轻度：可以使用传统非甾体抗炎药、抗风湿药、糖皮质激素等。

如果是中重度：可以使用生物制剂进行治疗，如 TNF-α 抑制剂、IL-17A 抑制剂、IL-23 抑制剂等。对既有银屑病又有关节炎的患者，建议选择既能治疗皮肤症状，又能缓解关节损害的生物制剂[31]。

Q 银屑病关节炎和类风湿关节炎有什么区别

A 可以通过以下"五看"对二者进行区分。

看哪里	银屑病关节炎	类风湿关节炎
一看 小关节	近端、远端指间关节都可受累，经常是非对称性的，典型表现为腊肠指/趾	主要累及近端指间关节，常是对称性、多关节发生
二看 中轴关节	有中轴关节症状，如炎性腰背痛	无症状
三看 皮肤和指甲	有典型的皮疹、指甲改变，如顶针样凹陷、甲剥离、过度角化等	无症状
四看 实验室检查	很少出现右边这几个抗体阳性，但不是完全没有，上述抗体在正常人中也有很低的阳性率	类风湿因子、抗环瓜氨酸肽抗体等特异性抗体阳性
五看 影像学结果	有特殊X线表现——笔帽征，累及中轴关节时可有骶髂关节炎	无症状

本问负责编委：张家安 中国医学科学院皮肤病医院

第九节

银屑病和
心血管疾病
有什么关系

Q 银屑病和心血管疾病有什么关系

A
银屑病是心血管疾病的独立危险因素。

银屑病患者本就是心血管疾病的高危群体

这一点已经被研究证实，在重度银屑病患者中，肥胖、高血脂、高血压、糖尿病、胰岛素抵抗、高同型半胱氨酸血症、冠状动脉粥样硬化等的发生率更高，这些都是心血管疾病的危险因素[23]。

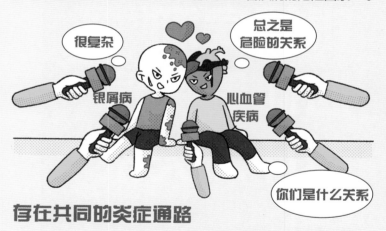

存在共同的炎症通路

银屑病与心血管疾病可能存在共同的炎症通路，像炎症细胞（Th1、Th17）和促炎细胞因子，如白介素17（IL-17）、肿瘤坏死因子 α（TNF-α）、C反应蛋白、血管内皮生长因子等，这些细胞因子既可以导致银屑病皮疹的发生，也会引起动脉粥样斑块的产生[23]。

Q 银屑病患者容易得哪些心血管疾病

A 卒中、心肌梗死、冠心病等都可能"找上门"。

研究证实，把银屑病患者与未患银屑病的人放在一起做对照，在心血管危险因素相似的情况下，银屑病患者发生卒中、动脉粥样硬化、心肌梗死、冠心病、缺血性心肌病和内皮功能障碍等心血管疾病的风险明显升高。心血管疾病，正是导致银屑病患者寿命缩短的罪魁祸首！

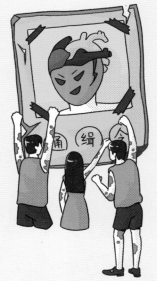

据估计，
患有心血管疾病的重度银屑病患者
预期寿命可能会缩短 5 年[32]。

此外，银屑病还与高血压、2 型糖尿病、血脂障碍、肥胖、代谢综合征等易患心血管疾病的危险因素相关[32]。

银屑病患者是否更容易患心血管疾病

A 确实如此。

早在 1961 年就有研究发现银屑病与动脉粥样硬化、冠心病之间存在关联 [23,33]。

后来许多观察性研究也证实了这一点。

- 国外研究发现，冠状动脉相关疾病患者中银屑病的发病率是对照组的 2 倍 [23]。
- 国内武汉地区研究显示，银屑病患者发生心肌梗死的风险高于健康对照组 [23]。
- Meta 分析显示，银屑病患者中缺血性疾病的发生率显著高于对照组 [23]。

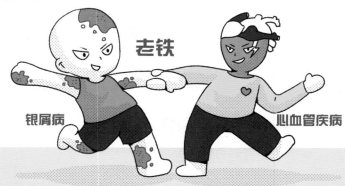

银屑病患者心血管疾病的发生率与疾病严重程度相关，中重度银屑病患者发生心肌梗死的风险明显高于轻度银屑病患者 [23]。

Q 如何预防心血管共病

A 远离危险因素，科学用药，积极治疗。

远离危险因素

如果银屑病患者本身有心血管危险因素，如肥胖、吸烟、酗酒、心理压力、高血脂、高血压、糖尿病、胰岛素抵抗、高同型半胱氨酸血症等，一定要避免和纠正。

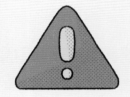

科学用药

如果是中重度银屑病患者，且长期服用环孢素、阿维A、非甾体抗炎药等治疗，那么要仔细评估和权衡，必要时停用或更换药物种类。因为这些药物可能通过影响血压、血脂代谢等来增加心血管疾病的风险。有共病风险的患者，更建议使用生物制剂治疗。

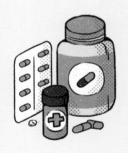

积极治疗

由于银屑病与心血管疾病具有某些共同的发病机制，所以积极治疗银屑病，本身就可以减轻心血管疾病的风险[23]。

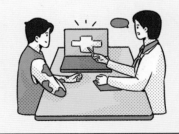

Q 如何管理同时患有银屑病和心血管疾病的情况

A 积极纠正危险因素，建议使用生物制剂。

积极纠正危险因素

对于同时患有银屑病和心血管疾病的患者，吸烟、酗酒、肥胖、高血压、高血脂、糖尿病等，应该积极纠正这些心血管危险因素，用药时也尽量避免那些会增加心血管不良事件发生风险的药物，如环孢素[34]。

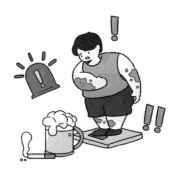

建议使用生物制剂

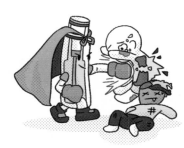

由于银屑病与肿瘤坏死因子 α（TNF-α）、白介素 17（IL-17）、IL-23、IL-6、IL-8 等促炎因子显著相关，这些因子又为形成动脉粥样硬化斑块提供了基础，从而引发冠心病。所以，使用阻断 TNF-α、IL-17、IL-23 的生物制剂对银屑病和心血管共病都有好处[1]。

第十节

银屑病和"三高"有什么关系

Q 银屑病患者是否更容易患"三高"

A 是，"三高"是非常常见的银屑病共病。

高血压、糖尿病和高血脂都是代谢性疾病，"三高"是非常常见的银屑病共病，发病率分别为 21.2%、8.5% 和 7.4%[1]。

银屑病和高血压

研究显示 [1,23]，银屑病患者中高血压的发病率升高，重度银屑病患者更容易发生严重及难以控制的高血压。

银屑病和糖尿病

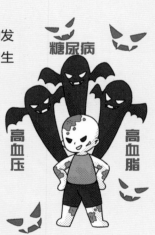

研究显示，银屑病患者存在糖尿病风险增加的情况，且 2 型糖尿病的发病风险与银屑病皮疹所占的体表面积呈正相关，皮疹面积每增加 10%，患糖尿病的风险就会增加 20%[34]。

银屑病和高血脂

银屑病患者存在不同程度的血脂异常，发生率高于非银屑病患者，而且重度银屑病患者发生血脂异常的概率比轻度银屑病患者更高 [23]。

Q 银屑病和高血压有什么关系

A 银屑病和高血压可能具有共同的发病机制，可相互促进，应科学选择降压药。

银屑病合并高血压的发病率为21.2%（19.2%~23.3%）[1]。银屑病与高血压之间可能存在某些共同的病因，包括肾素 - 血管紧张素系统失调、内皮素 -1 水平上调、氧化应激增加。

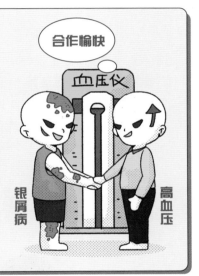

此外，用于治疗银屑病的药物，如环孢素和非甾体抗炎药，以及银屑病患者中常见的心理负担和运动减少，都可能导致高血压[23]。重度银屑病患者更容易发生严重及难以控制的高血压，长期处于高血压状态和口服 β 受体阻滞剂治疗，反过来又增加了银屑病的风险[23]。

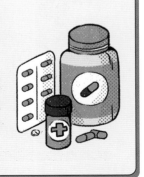

Q 银屑病和糖尿病有什么关系

A 银屑病的严重程度、并发症、用药情况，均可能导致糖尿病风险升高[1]。

银屑病合并糖尿病的发病率为 8.5%（7.4%~9.6%）[23]。

2 型糖尿病的发病风险与银屑病皮疹所占的体表面积呈正相关。当皮疹面积每增加 10% 时，患糖尿病的风险就增加 20%[34]。造成这种关联的内在原因可能是两种疾病的发病机制存在一定的重叠。

研究已发现银屑病与糖尿病之间存在共同的易感基因（*ST6GAL1* 和 *JAZF1* 基因），促炎因子 IL-1β、IL-17A、IL-22、IL-23 和 TNF-α 等不仅与银屑病发病有关，还显示能够诱发胰岛素抵抗，使患者更容易患糖尿病[23]。

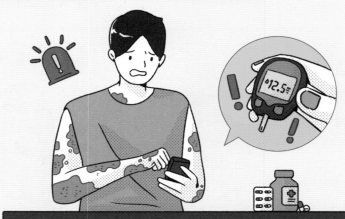

Q 银屑病和高血脂有什么关系

A 银屑病患者中存在不同程度的血脂异常。

银屑病合并高血脂的发病率为 7.4%（6.5%~8.4%）[1]。
研究显示，血脂异常在银屑病患者中的发生率显著高于非银屑病患者，而且重度银屑病患者发生血脂异常的概率与轻度银屑病患者相比更高[23]。

一方面，银屑病与高血脂之间存在某些共同的发病机制；
另一方面，某些银屑病治疗药物，如口服阿维 A 和环孢素，可能导致血脂异常[32]。

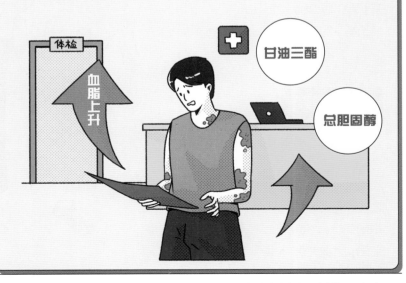

Q 如何预防"三高"共病

A
> 远离不健康的生活方式，要积极阳光地生活！

积极调整生活方式

由于银屑病磨人又难缠，导致患者生活质量下降，进而出现不同程度的抑郁症状，这些很容易让患者自暴自弃，导致不健康的生活方式，如吸烟、饮酒、运动减少、暴饮暴食、肥胖，"三高"症状也就随之而来。

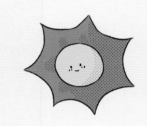

治疗银屑病

由于"三高"与银屑病之间存在共同的发病机制，所以治疗银屑病本身，就有助于"三高"的预防，所以一定要尽早治疗。

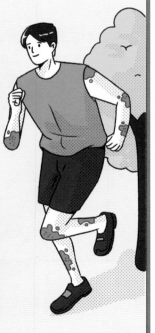

科学用药

有一些用于治疗银屑病的药物可能增加"三高"的发生率，如环孢素和非甾体抗炎药可诱发高血压、阿维A有导致高脂血症，特别是甘油三酯升高的风险。所以银屑病患者在接受上述药物治疗时要定期监测，必要时调整用药。

如何管理同时患有银屑病和糖尿病的情况

 积极控制血糖，选择对两种疾病都有疗效的生物制剂和降糖药。

银屑病的治疗

可以选择系统治疗方式，如生物制剂，常用药物有白介素 17A 抑制剂、IL-12/23 抑制剂、IL-23 抑制剂，能有效预防、延缓关节和心血管等共病的进展。

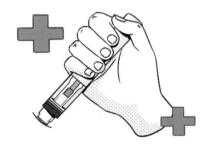

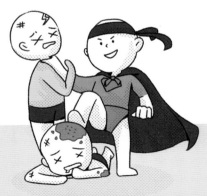

糖尿病的治疗

某些用于治疗糖尿病的药物，如胰高血糖素样肽 1 受体激动剂（利拉鲁肽、索马鲁肽）、二甲双胍、噻唑烷二酮类药物（吡格列酮），可以在一定程度上控制银屑病的发展。

因此，对于合并胰岛素抵抗（糖尿病前期）和糖尿病的银屑病患者，除了选择生物制剂，还可选择对两种疾病都有疗效的降糖药 [1,34]。

参考文献

[1] 中华医学会皮肤性病学分会银屑病专业委员会.中国银屑病诊疗指南(2023版)[J].中华皮肤科杂志,2023,56(7):573-625.

[2] 全国银屑病流行调查组.全国1984年银屑病流行调查报告[J].中华皮肤科杂志,1986,19(5):253-261.

[3] 丁晓岚,王婷琳,沈佚葳,等.中国六省市银屑病流行病学调查[J].中国皮肤性病学杂志,2010,24(7):598-601.

[4] PARISI R, SYMMONS DP, GRIFFITHS CE, et al. Global epidemiology of psoriasis: a systematic review of incidence and prevalence[J]. J Invest Dermatol, 2013, 133(2):377-385.

[5] 顾军,戴生明.中国关节病型银屑病诊疗共识(2020)[J].中华皮肤科杂志,2020,53(8): 585-595.

[6] 汤占利,陈官芝,潘敏,等.寻常性银屑病自然病程的长期随访研究[J].中华皮肤科杂志,2013,46(10):695-697.

[7] RENDON A, SCHAKEL K. Psoriasis pathogenesis and treatment[J]. Int J Mol Sci, 2019, 20(6):1475.

[8] 吴志华.现代皮肤科学[M].北京:人民卫生出版社,2021.

[9] 史玉玲.银屑病瘙痒[J].皮肤病与性病,2017,39(4):255-256.

[10] PATEL T, ISHIUJI Y, YOSIPOVITCH G. Nocturnal itch: why do we itch at night?[J]. Acta Derm Venereol, 2007, 87(4):295-298.

[11] 刘晓涵,晋红中.银屑病复发的危险因素及机制[J].协和医学杂志,2022,13(2):308-314.

[12] 郑岳臣,冯爱平.皮肤科疑难问题解析[M].南京:江苏,科学技术出版社,2010.

[13] BALDA A, WANI I, ROOHI TF, et al. Psoriasis and skin cancer – Is there a link?[J]. Int Immunopharmacol, 2023, 121:110-464.

[14] 徐文,田蓉,刘元林.面部银屑病97例临床分析[J].中国美容医学,2008,17(8):1187-1188.

[15] HONG JJ, MOSCA ML, HADELER EK, et al. Genital and Inverse/Intertriginous Psoriasis An Updated Review of Therapies and Recommendations for Practical Management[J]. Dermatol Ther(Heidelb), 2021, 11(3): 833-844.

[16] 吴晓初,邵长庚.银屑病的棘手部位:头皮、掌跖和甲[J].国外医学皮肤性病学分册,1997,23(1):48-50.

[17] HANEKE E. Nail psoriasis clinical features, pathogenesis, differential diagnoses, and management. Psoriasis(Auckl)[J], 2017, 16(7):51-63.

[18] BRANDON A, MUFTI A, SIBBALD RG. Diagnosis and Management of Cutaneous Psoriasis: A Review[J]. Adv Skin Wound Care, 2019, 32(2):58-69.

[19] 吴志华，史建强，陈秋霞，等．皮肤性病诊断与鉴别诊断．2版．[M]，北京：科学技术文献出版社，2018.

[20] WICK MR. Psoriasiform dermatitides: A briefreview[J]. Semin Diagn Pathol，2017，34(3):220-225.

[21] Contreras-Ruiz J，Peternel S，Gutierrez CJ，et al. Interventions for pityriasis rosea. Cochrane Database Syst Rev，2019(10):CD005068.

[22] 全国银屑病流行调查组．全国1984年银屑病流行调查报告[J]．皮肤病与性病，1989，11(1):60-72.

[23] 何姗，徐金华，吴金峰．老年银屑病的临床表型和治疗策略[J]．老年医学与保健，2021，27(2):440-443.

[24] 陈文娟，彭琛，丁杨峰，等．银屑病共病的研究进展[J]．中华皮肤科杂志，2020，53(2):147-151.

[25] CALDAROLA G，MILARDI D，GRANDE G，et al. Untreated Psoriasis Impairs Male Fertility A Case-Control Study[J]. Dermatology，2017，233(2-3):170-174.

[26] CHEN TC，ISKANDAR IYK，PARISI R，et al. Fertility Trends and Adverse Pregnancy Outcomes in Female Patients With Psoriasis in the UK[J]. JAMA Dermatol，2023，159(7):736-744.

[27] 张霞，刘业强，张秋玲，等．银屑病患者性功能障碍的调查[J]．中国皮肤性病学杂志，2008，22(8):486-488.

[28] KAMIYA K，KISHIMOTO M，SUGAI J，et al. risk Factors for the Development of Psoriasis[J]. In J Mol Sci，2019，20(18):4347.

[29] 甲真菌病指南专家工作组．中国甲真菌病诊疗指南（2021年版）[J]. 中国真菌学杂志，2022，17(1):1-7.

[30] 史玉玲．银屑病相关心理问题和精神障碍[J]. 皮肤科学通报，2021，38(2):108-112.

[31] MACK MR，KIM BS. The Itch-Scratch Cycle: A Neuroimmune Perspective[J]. Trends Immunol，2018，39(12):980-991.

[32] 苏茵，王彩虹，高晋芳，等．银屑病关节炎诊疗规范[J]. 中华内科杂志，2022，61(8):883-892.

[33] NI C，CHIIU MW. Psoriasis and comorbidities: links and risks[J]. Clin CosmetInvestig Dermatol，2014，7:119-132.

[34] REED WB，BECKER SW，ROHDE R，et al. Psoriasis and arthritis. Clinicopathologic study[J]. Arch Dermatol，1961，83:541-548.

[35] 史玉玲．银屑病与心血管代谢性共病[J]. 中国皮肤性病学杂志，2023，37(2):128-133.

02

就诊前应该做的功课

第一节

如何获得 正规治疗

Q 什么情况应该到医院就诊

A 可对应以下症状查看。

第一次出现下面这些症状，就需要及时去医院就诊，确认自己患的是银屑病还是其他疾病。

01 感受上：瘙痒。

02 体征上：皮肤表面出现明显红斑、银白色鳞屑。

03 严重者：关节肿痛、指甲皮损。

已确诊的银屑病患者，如果病情出现以下变化，也应该及时去医院就诊，了解自己的病情，判断是否出现其他共病，以便请医生及时调整治疗方案。

01 已经缓解的症状又出现了。

02 原有的症状加重了。

03 出现了新的症状。

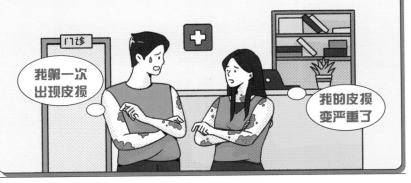

银屑病患者应该如何选择就诊医院

A 如果皮肤问题比较严重，可以直接去皮肤科就诊。如果关节疼痛、关节变形比较严重，可以去风湿免疫科就诊，与皮肤科联合治疗。

首选公立医院，或是管理规范、口碑良好的民营医院。例如医科大学附属医院或教学医院、省立或市立医院、各级人民医院或中医医院、皮肤病防治院或皮肤病防治站等。

可以考虑在"银屑病规范化诊疗中心"就诊。"银屑病规范化诊疗中心"项目是由国家皮肤与免疫疾病临床医学研究中心与中国医药教育协会共同建立的，名单里的医院为经过认证拥有银屑病规范化诊疗能力的医院。

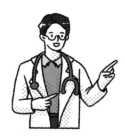

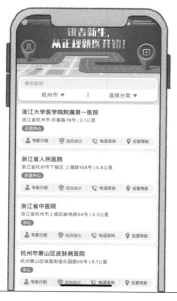

就诊前患者要做哪些准备

 A 做好这几步，看病更高效。

01 提前做功课

了解医生的主攻方向，线上预约就诊，节省挂号时间。

02 保持皮损原貌

避免抓挠、烫洗或用力搓洗皮肤，看病当天皮损位置最好不擦药、不用化妆品遮盖。

03 穿着要宽松

方便医生检查皮损的位置。

04 保持空腹

因可能需要进行某些化验，如生化检查，建议空腹就诊。

05 准备之前的就诊资料

如果之前已经看过医生，最好事先整理之前的就诊、检查和用药资料，提供给医生，方便医生作出判断，制订治疗方案。

未提前做准备的患者

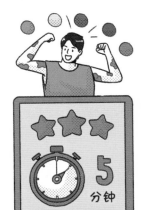

提前做准备的患者

Q 患者就诊时需要带哪些资料

A 就诊前，照着这份表格"抄作业"，能帮您——排查需要提前准备的就诊资料，以及要和医生沟通的事情。

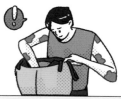

因银屑病就诊次数	待准备物品	待梳理事项
第1次	☐ 医保卡 ☐ 身份证	☐ 发病时间 ☐ 发病部位 ☐ 病情变化情况 ☐ 是否有家族史 ☐ 既往用药方案
≥2次	☐ 医保卡 ☐ 身份证 ☐ 之前的就诊资料 （病历、化验单、病理报告、影像学检查报告、既往皮损照片等）	☐ 接受过哪些治疗 ☐ 之前用了哪些药物 ☐ 治疗了多久 ☐ 治疗期间病情的变化情况

Q 如何选择一位合适的皮肤科医生

A 不同病情的患者在选择医生时可参考如下建议。

病情不严重的患者

刚得银屑病、病程较短的患者，建议直接找大医院的皮肤科医生，或找专科医院的皮肤科医生就诊。

病情反复或严重的患者

如果对于目前的治疗效果感到满意，可以继续找正在为自己治病的医生就诊，不要轻易更换医生。同一位医生更了解你的情况，能更好地为你管理病情。

如果对于目前的治疗效果不满意，可考虑选择比目前医生职称更高的医生来看病，如副主任医师、主任医师。

另外，现在有很多医院开设了专病专科，如银屑病专科，或者银屑病诊疗中心等，在就诊时服务会更专业、更细致，故可以优先考虑找专科医生就诊。

找医生的时候，可以综合考量以下三点。

01 是有资质的皮肤科医生吗？

02 是副主任医师或主任医师吗？

03 是银屑病专病医生吗？

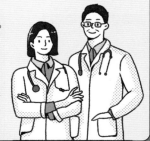

合并心血管疾病、关节炎、"三高"等问题，应该去哪些科室就诊

A 除了要在皮肤科治疗银屑病本身的皮损外，患者还需要去相关科室进行专业诊疗。

合并心血管疾病

如冠心病、缺血性心肌病、动脉粥样硬化。

要去心血管内科就诊。

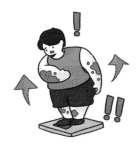

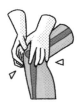

合并关节炎

要去风湿免疫科就诊。

合并代谢性疾病

如"三高"、肥胖、高尿酸血症。

要去内分泌科就诊，如果仅有高血压，也可去心血管内科就诊；如果出现痛风症状，建议去风湿免疫科联合就诊。

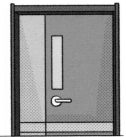

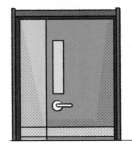
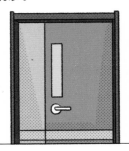

第二节

到医院如何
与医生沟通

Q 应该如何向医生描述病情

A 如果与医生沟通的时候担心会有遗漏，可以照着下面的思路来描述病情。

- ☐ 什么时候发病？
- ☐ 有没有家族史？
- ☐ 发病部位在哪儿？
- ☐ 有没有药物过敏史？
- ☐ 既往用过哪些治疗方式和药物，治疗效果如何？
- ☐ 生病之后，睡眠、情绪、社交、工作、学习、家庭关系等方面有没有受到影响？
- ☐ 生病的诱因可能有哪些，如近期是否患感冒、是否太劳累、是否服用了某些药物？
- ☐ 平时是否容易生病，有没有同时患上其他疾病，家人有没有类似的患病情况？
- ☐ 是否在备孕（某些药物，如口服阿维 A 会影响怀孕）？

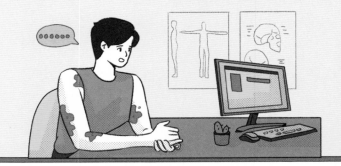

Q 医生会问我哪些问题

A 通常医生会详细了解患者的病情和健康状况。

☐ **主要症状：** 是否出现皮损、瘙痒、关节疼痛等症状，这些症状持续了多长时间？

☐ **遗传因素：** 近亲属中有没有银屑病患者？

☐ **就诊经历：** 曾在哪家医院就诊、做过哪些检查、接受过哪些治疗、治疗效果如何，是否出现过不良反应等？

☐ **生活质量：** 银屑病对你最主要的影响是什么？
你对接下来的治疗效果有怎样的期待？

☐ **健康状况：** 是否患有其他疾病，如心血管疾病、"三高"、心理问题、睡眠障碍、乙型肝炎、结核、肝肾功能不全？

☐ **疾病诱因：** 诱发或加重病情的因素有哪些，如外伤、感染、吸烟、酗酒、某些药物作用。

☐ **药物过敏史：** 是否发生过药物过敏？

☐ **生育情况：** 是否有生育打算、正在备孕、已怀孕或处于哺乳期？

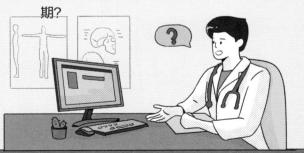

Q 如何向医生指出皮损的部位

A 对照下图，找到自己的皮损部位，记下来告诉医生。

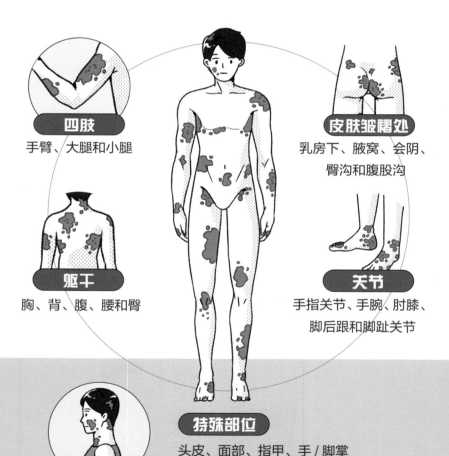

四肢
手臂、大腿和小腿

皮肤皱褶处
乳房下、腋窝、会阴、臀沟和腹股沟

躯干
胸、背、腹、腰和臀

关节
手指关节、手腕、肘膝、脚后跟和脚趾关节

特殊部位
头皮、面部、指甲、手/脚掌

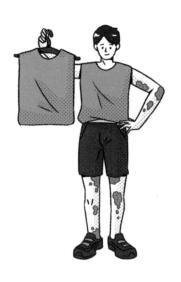

注意穿着

穿宽松的衣服，方便露出皮损所在部位，让医生能够全面、细致地进行体格检查。

重点检查这些皮损部位

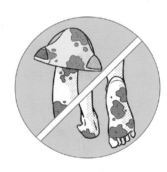

隐蔽、私密部位

长头发患者头皮的红斑脱屑，反向型银屑病患者的腹股沟、生殖器、肛周、脐窝皮损，掌跖银屑病患者脚底的红斑、脓疱，这些位置的症状不容易被发现，患者应该主动告诉并展示给医生看。

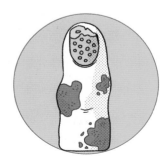

皮损外观不明显的部位

如轻度银屑病患者指／趾只出现了甲凹点，早期银屑病关节炎患者的关节肿胀、畸形不太明显，但只要发现异样，都应该告诉医生。

Q 如何让医生给出最符合自己需求的建议

A 银屑病现有的治疗手段很多，选择治疗方案的时候，主要围绕以下三大原则。

01 规范：用公认的治疗药物和方法。

02 安全：安全性最重要，不能为追求近期的疗效而忽视不良反应。

03 个性化：综合考虑病情、需求、耐受性、经济承受能力、既往治疗史和药物不良反应。

医生通常会综合考虑患者的疾病严重情况、经济承受能力等因素，但有些患者备受疾病困扰，想追求更快、更好的疗效，为了能更有效沟通，应该明确告诉医生以下信息。

您的需求是什么？

您想达到的治疗效果是什么？

您的经济承受能力如何？

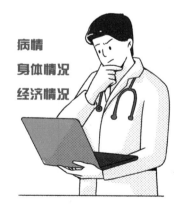

病情
身体情况
经济情况

必要时，可以自行评估"皮肤病生活质量指数"（第 61 问），用总分反映疾病对生活质量的影响，医生可以据此调整治疗方式。

Q 我要带以前用过的药去见医生吗

A 建议带上。

把用过的药带给医生看，有不少好处。

01 医生能通过这些药，更准确地了解您之前的治疗情况。

02 如果这类药物对您疗效不错，还能接着用，医生会帮您挑出来，不用重复买。

03 如果这些药物对您疗效欠佳，医生可以避开，帮您更换成其他种类的药物。

另外，银屑病的治疗药物种类很多，特别是外用药，有些药物虽然名字不同，但作用相似，患者想看懂确实不易，直接交给医生来看才是最简单、有效的判断方法。

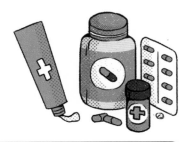

药物类型	作用相似的药物名称
强效糖皮质激素	丙酸倍氯米松软膏、卤米松乳膏、戊酸倍他米松软膏
弱效激素	氢化可的松乳膏、地奈德乳膏

第三节

医生会如何诊断银屑病

Q 银屑病的诊断流程是什么

A 医生诊断病情，通常包含以下四步。

根据患者的病史、症状和皮损形态判断银屑病的类型。

看临床表现

如果情况比较复杂，可以通过检查来辅助诊断，如皮肤镜、皮肤CT、皮肤超声、皮肤病理、放射性检查。

辅助检查

确诊后，医生会根据患者的皮损形态和面积，评估病情的严重程度，制订治疗方案。评估工具包括受累体表面积（BSA）、银屑病面积和严重程度指数（PASI）、皮肤病生活质量指数（DLQI）等。

评估病情

医生会进一步了解患者的情况，判断患者有没有其他共病，如对于肥胖患者，需要筛查是否有"三高"和心血管疾病。

查共病

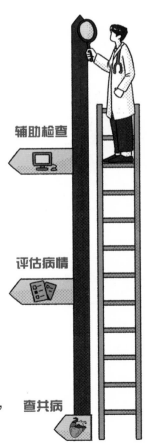

Q 针对不同类型银屑病患者，医生会重点关注什么

A 银屑病有普遍适用的诊治原则，但面对不同类型患者，医生会考虑多种因素来平衡治疗方案。

不同类型患者在年龄、性别、健康状态等方面存在差异，所以医生可能有一些额外的关注点。

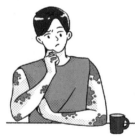

年轻患者

可能更关注外观和社交因素，因此治疗方案会更加注重皮损症状的控制，以提高患者的生活质量和自尊心。

老年患者

可能同时存在其他疾病，如心血管疾病、糖尿病、肝肾功能不全等，制订治疗方案时不仅要考虑这些基础疾病本身的影响，还需要考虑患者同时服用的多种药物与银屑病用药之间潜在的药物相互作用。

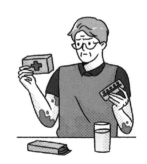

儿童患者

需要考虑治疗方案对患儿生长发育的影响，同时也会注重控制皮损症状，以免影响患儿的生活质量和日常学习、交友、娱乐活动。

同时，会加强对患儿家长进行全面的疾病健康教育，以便他们能够支持孩子并帮助孩子应对可能的挑战。

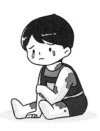

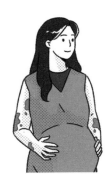

妊娠期患者

一方面，在治疗过程中需要考虑到孕妇和胎儿的安全，选择药物时必须慎重。

另一方面，需要考虑孕期情绪波动对银屑病病情的影响，以及银屑病本身对妊娠结局的影响，在保证治疗安全性的情况下积极治疗。

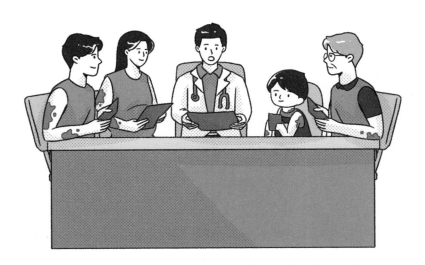

Q 银屑病有哪些辅助诊疗手段

A 依据临床目的，常见的检查手段可以分为以下四类。

辅助确诊银屑病

皮肤镜、皮肤 CT、皮肤超声是近年来兴起的新型无创性检查，可在一定程度上替代有创的组织病理学检查（取少量皮肤组织制成病理切片，进行显微镜检查），帮助确诊。

排查银屑病关节炎

如怀疑有银屑病关节炎，还需要进行影像学检查，如 X 线、CT 和 MRI。

排查其他皮肤病

梅毒血清学检查，可区分二期梅毒疹与银屑病皮损。

筛查共病

相关实验室检查可用于了解患者是否存在高血脂、高血糖、肝肾功能异常等共病。

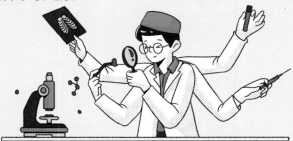

Q 银屑病皮损会出现面积扩大或转移吗

A 皮损面积有可能发展、扩大。

银屑病是一种慢性复发性皮肤病，皮损面积在病程中是有波动的。原本的皮损面积变大，或者在没有皮损的地方出现新皮损，都称为"病情进展"。

导致病情进展的原因有很多，通常包括以下几种情况。

外部刺激

皮肤损伤（如擦伤、割伤、晒伤）可能引发银屑病皮损面积扩大，这种现象也被称为"科比纳现象"或"同形反应"。

感染

某些感染，如链球菌感染，有可能加重银屑病，导致皮损面积扩大。

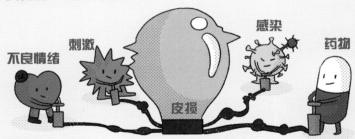

不良情绪

心理压力过大和情绪波动可能加剧银屑病的症状，使皮损面积扩大或出现新皮损。

药物

某些药物（如抗疟药、β 受体阻滞剂等）可能诱发或加重银屑病，导致皮损面积扩大。

Q 如何判断银屑病的严重程度

A 可以通过体表受累面积（BSA）、银屑病皮损面积和严重程度指数（PASI）以及皮肤病生活质量指数（DLQI）来判断病情严重程度，具体评分如下。

轻度银屑病 (BSA＜3%，PASI＜3，DLQI＜6分)

- 疾病不影响患者的生活质量。
- 患者能将疾病的影响最小化，不需要治疗。
- 治疗措施没有已知的严重不良反应（如外用糖皮质激素）。

中度银屑病 (BSA 3%～10%，PASI 3～10，DLQI 6～10分)

- 疾病影响患者的生活质量。
- 患者期望通过治疗提高生活质量。
- 治疗措施的不良反应较小（尽管治疗不便、价格昂贵、耗时、疗效不完全，但患者认为对其近期和远期的健康状态均无影响）。

重度银屑病 (BSA＞10%，PASI＞10，DLQI＞10分)

- 疾病严重影响患者的生活质量。
- 对不良反应小的治疗措施效果不佳。
- 患者情愿接受有影响生命状态的治疗以缓解或治愈疾病。
  疾病位于面部、手足、指甲、生殖器，出现关节病 / 关节炎 [1]。

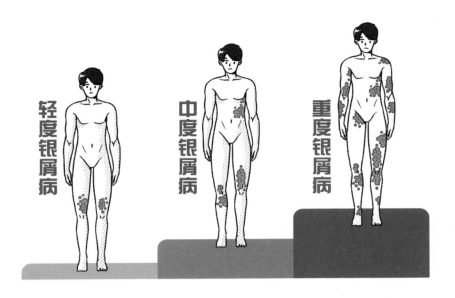

轻度银屑病　　中度银屑病　　重度银屑病

	轻度	中度	重度
BSA	<3%	3% ~ 10%	>10%
PASI	<3	3 ~ 10	>10
DLQI	<6分	6 ~ 10分	>10分

Q 如何判断患者是否患有银屑病共病

A 银屑病的共病很复杂，涉及很多器官和系统，但医生并不会对每位患者进行普查，而是"看菜吃饭，量体裁衣"，根据对患者问诊和体格检查的结果进行有针对性的筛查。

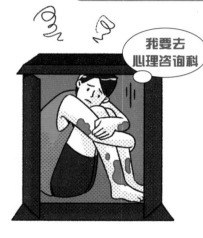

我要去心理咨询科

对于精神焦虑、睡眠障碍的患者

会进行心理评估，了解患者有无抑郁症、焦虑症。

对于体态肥胖的患者

会测量血压并进行生化、心电图等检查，了解患者有无"三高"、心肌缺血等代谢异常，或者肝肾功能不全。

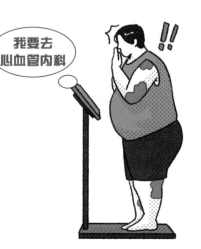

我要去心血管内科

Q 如何判断患者是否患有银屑病关节炎

A 医生会结合患者的病史、体格检查、实验室检查和影像学检查等方面的结果来综合判断 [3]。

问诊

有没有银屑病个人史或家族史、指 / 趾炎既往史等。

体格检查

看银屑病甲改变和皮损表现、指 / 趾炎表现、关节表现、附着点炎等。

实验室检查

类风湿因子、血沉、C 反应蛋白等。

影像学检查

附着点炎、关节炎、骶髂关节炎、指 / 趾炎等。

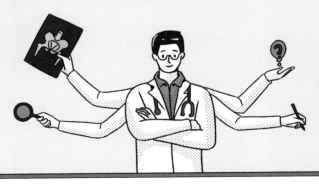

第四节

医生会安排哪些检查

Q 银屑病患者就诊时会做哪些检查

A 银屑病患者就诊时可能会进行一系列检查，是为了明确诊断、排除其他疾病、判断病情、筛查其他共病，以及了解患者是否对某些治疗存在禁忌证。

具体要做哪些检查，
要根据患者的问诊结果和体格检查来决定。

对诊断结果存疑时

皮肤镜、皮肤 CT、皮肤超声、皮肤病理等检查能辅助确诊。

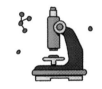

系统使用甲氨蝶呤、环孢素、维 A 酸类药物之前

要化验血 / 尿常规、肝肾功能、血脂、妊娠试验（育龄期女性），肝炎、结核和 HIV 感染指标，血压（环孢素），结果如果有异常，要及时调整治疗方案。

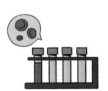

怀疑银屑病关节炎时

要做关节超声或影像学检查，如 X 线、CT 和磁共振（MRI）检查，进一步了解关节情况。

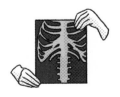

使用生物制剂之前

具体检查参考下表。

使用生物制剂前要做的检查

检查项目	是否为必查项	建议做该项检查的人群	检查结果异常/阳性对治疗方案的影响
血常规和肝功能	是	所有患者	建议更换治疗方案
肾功能（肌酐）	是	所有患者	建议更换治疗方案
乙型肝炎病毒(HBV)、丙型肝炎病毒(HCV)、血清学检测	是	所有患者	更推荐白介素 17A (IL-17A) 抑制剂
HIV 血清学检测	是	育龄期女性患者	建议更换治疗方案
妊娠试验	否	所有患者	建议与医生沟通要不要继续使用
抗核抗体 (ANA) 及抗双链 DNA(抗 ds DNA) 抗体	否	用过肿瘤坏死因子 (TNF-α) 抑制剂者	建议选择全人源抑制剂
结核菌素纯蛋白衍生物试验 (PPD) 或干扰素 γ 释放试验 (IGRA)	是	所有患者	更推荐白介素 17A (IL-17A) 抑制剂
胸部 X 线或 CT 检查	是	所有患者	建议更换治疗方案

Q 为什么要检查结核病、乙肝

A 对于活动性结核和乙型肝炎（简称"乙肝"）患者来说，有些用于治疗银屑病的药物并不适合，具体内容如下。

01 传统系统治疗药物，如甲氨蝶呤、环孢素，具有免疫抑制作用。

02 生物制剂，可能降低机体的抗感染能力。

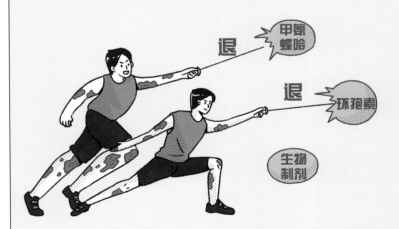

检查结核病和乙肝有助于帮助活动性结核和乙肝患者避开不适合的药物。

Q 为什么要检查肝肾功能

无论是系统治疗药物，还是生物制剂，都可能对肝肾功能造成影响。

系统治疗药物

用来治疗银屑病的系统治疗药物和中成药，很多具有肝肾毒性，需要在服药前和用药过程中定期监测肝肾功能，具体内容如下。

药物	不良反应
甲氨蝶呤	肝毒性、肾毒性 [2]
环孢素	肾毒性 [2]
阿维 A	肝毒性 [2]
雷公藤多苷	个别患者转氨酶升高 [4]
克银丸	肝损伤 [5]
复方青黛胶囊	肝损害 [5]

生物制剂

如果选择生物制剂来进行更加个性化的治疗，用药前也要做好筛查，评估好肝肾功能，来制订最适合自己的治疗方案。

另外，根据不同的生物制剂，在治疗后每 6 个月到 1 年要复查，如果存在肝炎阳性，可能还需要更频繁的检测 [2]。

Q 为什么要进行 X 线或 CT 检查

A 主要目的是明确患者是否合并关节炎，以及排除感染情况。

排查关节炎

$\frac{1}{3}$ 的银屑病患者有合并银屑病关节炎的风险，在关节炎症状早期就已经可以通过 X 线或 CT 等影像学检查来发现病变。

排除感染（结核）

在使用生物制剂前和治疗期间，要定期检查以排除感染。特别是结核，X 线片和胸部 CT 是排除结核的重要检查手段。

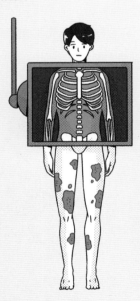

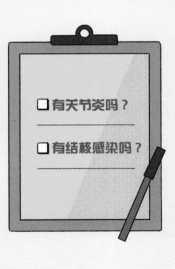

☐ 有关节炎吗？

☐ 有结核感染吗？

Q 为什么要抽血

A 银屑病患者抽血检查的目的主要包括以下五方面。

01 明确诊断是否为银屑病

银屑病活动期，C 反应蛋白（CRP）、红细胞沉降率（ESR）会升高。

02 排除其他疾病

二期梅毒可能表现为银屑病样的皮损，需要通过抽血进行梅毒血清学检查来确诊。

03 判断病情活动性

皮损广泛的寻常型银屑病或红皮病型银屑病，由于大量脱屑，可出现贫血、低蛋白血症、水电解质紊乱，需要化验血常规、血生化来证实。

04 筛查共病

筛查某些银屑病共病，如糖尿病、高血脂、代谢综合征、慢性肾病等，需要通过血生化等实验室来证实。

05 避开禁忌证

口服免疫抑制剂和生物制剂前，需要先抽血化验来确认患者是否适合用这些药，如果检查出异常，就要调整治疗方案。

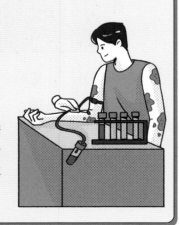

Q 做这些检查对人体有影响吗

A 总体上危害很小，甚至没有危害。

抽血

只要从肘部静脉中抽取少量的血液，穿刺时有痛感，抽血部位可能会有淤青，极少数患者可能还有晕血或者晕针的反应。但由于抽血量很少，不会引起贫血等影响到全身健康的危害。

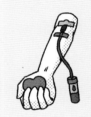

X 线、CT

需要使用放射性设备，但放射剂量很低，基本不会对正常人造成危害。每年做 2 次及以下 CT 都是安全的。

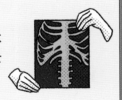

皮肤病理学检查（活检）

属于有创性检查，要切取少量皮肤组织，然后缝合切口，伤口愈合之后可能遗留小小的瘢痕。

皮肤镜、皮肤 CT、皮肤超声

都属于无创性检查，对人体没有任何危害。

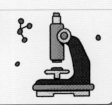

Q 什么是 ANA 和抗 dsDNA 抗体

用来检查是否存在自身免疫性疾病的抗体。

01 ANA（抗核抗体）：是皮肤科和风湿免疫科经常做的一个检查项目，用于检测患者是否有自身免疫病，如系统性红斑狼疮、混合性结缔组织病、类风湿关节炎、硬皮病等。

02 抗 dsDNA 抗体：是诊断系统性红斑狼疮、自身免疫性肝炎的指标之一。

如果这两项检查结果为阳性，考虑有发生结缔组织病的高风险，应尽量选择全人源抑制剂[6]。

检查项目	ANA（抗核抗体）	抗 dsDNA 抗体
建议做该项检查的人群	用过肿瘤坏死因子（TNF-α）抑制剂	用过肿瘤坏死因子（TNF-α）抑制剂
若检查结果异常 / 阳性	系统性红斑狼疮、混合性结缔组织病、类风湿关节炎、硬皮病等	系统性红斑狼疮、自身免疫性肝炎
阳性结果对治疗方案的影响	建议选择全人源抑制剂	建议选择全人源抑制剂

Q 什么是 PPD 和 IGRA

A 用来判断是否有结核感染的检查。

01 PPD（结核菌素纯蛋白衍生物试验）：传统的检测方法，结果可能会受到干扰，不够准确。

02 IGRA（γ 干扰素释放试验）：新的检测方法，结果更准确，常用方法为 T-spot。

如果这两项检查结果为阳性，说明有结核感染。《中国银屑病生物制剂治疗指南（2021）》指出，活动性结核病患者禁用生物制剂，但如果是结核潜伏感染人群，可以考虑用非 TNF-α 抑制剂类生物制剂，安全性更高[6]。

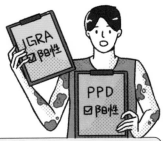

检查项目	PPD	IGRA
检查结果 异常 / 阳性	结核分枝杆菌感染	结核分枝杆菌感染
项目特点	结果受卡介苗 接种影响	结果不受卡介苗 接种影响
对治疗方案 的影响	结核分枝杆菌潜伏感染 可考虑 非 TNF-α 抑制剂 类生物制剂	结核分枝杆菌潜伏感染 可考虑 非 TNF-α 抑制剂 类生物制剂

第五节

银屑病有哪些治疗方案

Q 银屑病有哪些治疗方式

A 国际银屑病理事会（IPC）采用 Delphi 法制定了银屑病严重度"二分法"判定标准，简单来说，Delphi 法将银屑病患者的治疗方式主要分为两类：局部治疗和系统治疗。

系统治疗

以下三个条件如果满足其中任意一个，就适合进行系统治疗。

 BSA>10%，
即皮损大于 10 个手掌面积。

 涉及特殊部位的病变，如
头皮、面部、掌跖、指甲、生殖器。

 局部治疗失败，如
外用药、光疗治疗效果不佳、耐药。

局部治疗

如无以上情况出现，则适合进行局部治疗。

Q 银屑病有哪些局部治疗方式

A 局部治疗包括外用药物治疗和物理治疗[2]。

外用药物治疗

将外用药直接涂抹在皮肤表面，以缓解症状、控制病情发展。外用药能迅速缓解银屑病病情，但长期使用易出现耐药。

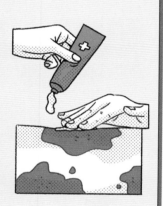

常用药物包括：糖皮质激素、维生素 D 衍生物（如卡泊三醇、他卡西醇）、维 A 酸类（如他扎罗汀）、钙调磷酸酶抑制剂（如他克莫司、吡美莫司）、角质松解剂（如水杨酸软膏、尿素乳膏）等。

物理治疗

通过紫外线物理方法，使机体接受各种理化因素刺激，治疗皮损表面症状。物理光疗起效较慢，主要起辅助治疗作用。

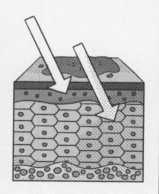

常用光疗方法包括：窄谱中波紫外线（NB-UVB）、广谱中波紫外线（BB-UVB）、308nm 准分子光/激光、补骨脂素紫外线疗法（PUVA）。

Q 银屑病有哪些系统治疗方式

A 系统治疗包括传统药物治疗、生物制剂治疗和小分子药物治疗[2]。

传统药物治疗

通过口服或静脉给药等方式，让药物进入人体内部，可以清除患者大部分皮损。

常用药物包括：甲氨蝶呤、环孢素、阿维 A、抗生素等。

生物制剂治疗

对于中重度斑块状银屑病和关节病型银屑病患者，传统药物治疗可能无效、失效或无法耐受，患者的生活质量已经出现很大的问题，或者健康风险很高的时候，适用生物制剂治疗。

常用药物包括：白介素 17A 抑制剂（如司库奇尤单抗、依奇珠单抗）、白介素 23 抑制剂（如古塞奇尤单抗）、白介素 12/23 抑制剂（如乌司奴单抗）、肿瘤坏死因子 α 抑制剂（如伊纳西普、英夫利西单抗、阿达木单抗）等。

小分子药物治疗

符合接受光疗或系统治疗指征的中重度成人斑块状银屑病和 / 或关节病型银屑病患者，以口服方式适用。

常用药物包括：口服磷酸二酯酶 4(PDE-4) 抑制剂阿普米司特（如阿普米司特）、JAK 抑制剂（如乌帕替尼、氘可来昔替尼）。

Q 不同类型的银屑病，治疗方式一样吗

A 不一样。

银屑病分为寻常型、脓疱型、关节病型和红皮病型，不同类型的银屑病治疗方法是不一样的[2]。

寻常型银屑病 以斑块状银屑病为主。

治疗重点

安全有效地清除皮损，延缓或减轻复发。

治疗方式

轻度：以外用药物治疗为主。

- 润肤剂
- 糖皮质激素
- 抗人 IL-8 单克隆抗体乳膏
- 维 A 酸类药物
- 钙调磷酸酶抑制剂
- 复方制剂

中重度：可以外用药配合光疗。

- 窄谱中波紫外线
- 光化学疗法
- 308nm 准分子激光

以上方法控制不佳时，可采用系统治疗。

- 系统口服药物：维 A 酸类药物或免疫抑制剂（如甲氨蝶呤、环孢素）。
- 生物制剂或小分子靶向药。

脓疱型银屑病

缓解脓疱的发生，应对可能伴随的发热等全身症状。

治疗方式

建议直接选择系统治疗

因为有刺激性，急性期不建议用外用药，可以待脓疱消退后外用刺激性小的润肤剂。

普通急性期

● 阿维 A（耐受性好，可以长期使用，急性病情控制后逐渐减量或小剂量维持治疗）

● 甲氨蝶呤　　● 环孢素　　　● 生物制剂

严重急性期

● 初始治疗：生物制剂或环孢素。

● 控制病情后：可改用阿维 A 或甲氨蝶呤维持。

关节病型银屑病

治疗重点

及时有效地控制关节损害，避免造成关节畸形和功能障碍。

治疗方式

护理和药物干预

药物治疗

● 传统 NSAIDs　● 抗风湿药　● 生物制剂以及小分子靶向药

康复治疗：有助于改善关节活动度、缓解肿胀。

- 锻炼，如柔韧体操、外周关节屈伸与侧弯运动。
- 理疗　● 技能训练

红皮病型银屑病

治疗重点

以舒缓皮肤的急性炎症，去除诱因，纠正低蛋白血症等系统紊乱为重点。

治疗方式

系统治疗为主

需要评估患者整体情况及合并症以确定治疗方案，外用润肤剂。

一线用药

- 阿维 A　● 甲氨蝶呤　● 环孢素　● 生物制剂

糖皮质激素

- 不推荐大面积外用或系统应用，除非出现危及生命的情况。

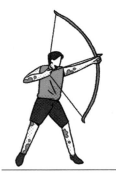

治疗方案

寻常型

脓疱型

关节炎型

红皮病型

不同严重程度的银屑病，治疗方式一样吗

A 不一样。

轻症患者（轻度银屑病）

- 以局部治疗为主
- 涂抹外用药膏
- 不需要联合其他治疗手段

疾病严重程度增加的患者（中度银屑病）

- 在外用药物治疗的基础上联合紫外线光疗和 / 或系统药物治疗
- 建议直接应用生物制剂或小分子抑制剂治疗

病情严重且对其他治疗方法无法满意的患者（重度银屑病）

- 以系统药物为主，外用药治疗为辅
- 建议直接应用生物制剂或小分子抑制剂[7]治疗

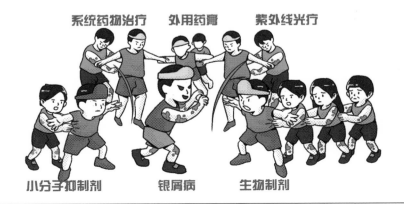

Q 银屑病长在头皮，适合用哪些治疗方法

A 有多种治疗方法可供选择。

银屑病长在头皮部位

因头发遮挡，药物和光疗较难渗透到皮肤上，容易影响治疗效果。

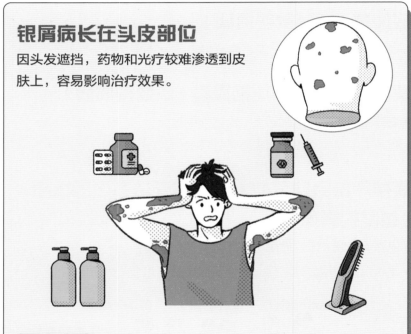

解决方案

- 使用煤焦油洗发水和水杨酸洗发水，能提高外用药的渗透性。
- UVB 光疗梳和 308nm 准分子激光，可以减少头发遮挡的影响。
- 顽固或肥厚的头皮斑块，可采取皮损内注射糖皮质激素治疗。
- 头皮局部治疗无效时，可考虑系统治疗，使用阿维 A、甲氨蝶呤、环孢素、阿普米司特、生物制剂等[2]。

银屑病长在手掌和足底，适合用哪些治疗方法

A 如果明显影响生活质量，可考虑系统药物治疗。

银屑病在手掌与足底部位

通常是掌跖银屑病，表现为手掌和足底长脓疱或鳞屑性斑块。虽然占体表面积不大，但这些部位的皮损往往很痛，患者不仅难受，还容易产生抵抗治疗的情绪。

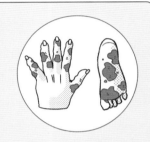

 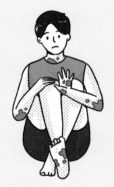

解决方案

国内指南指出，如果明显影响生活质量，可考虑系统药物治疗。

● 系统口服药物，如甲氨蝶呤、环孢素、阿维 A[1]。

● 生物制剂，如白介素 17A 抑制剂、白介素 23 抑制剂、白介素 12/23 抑制剂、肿瘤坏死因子 α 抑制剂。

● 小分子抑制剂，如口服磷酸二酯酶 4 抑制剂。

Q 不同治疗方式的治疗时间一样吗

A 银屑病是一种慢性复发性疾病，往往病情拖延或反复发作，和高血压、糖尿病等慢性病一样，银屑病需要长期治疗。

不同治疗方式的疗效和安全性不同，
建议的治疗周期也略有不同。

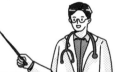

治疗药物（举例）	建议治疗时间
强效糖皮质激素	连续外用不应超过 4 周
环孢素	● 短程服用 12～16 周 ● 每个周末给药，周一至周五不用药，连续治疗 24 周
窄谱中波紫外线 (NB-UVB)	通常每周治疗 2～3 次，经治疗 20 次左右，总有效率可达 80%[2]，此后逐渐减量，总疗程应在 4 个月以上
多数生物制剂	应尽可能在医生的指导下长期治疗，坚持治疗的效果优于间断或按需用药，尤其对于重症/顽固、发作频繁、有关节损害、严重影响生活质量的患者[2]

Q 不同治疗方式的安全性如何

A 安全性需根据具体药物而定，整体来说，外用药物和生物制剂的安全性良好。

治疗方式	治疗药品（示例）	不良反应情况（示例）	
外用药物治疗 通常安全性良好	糖皮质激素	皮肤萎缩	毛细血管扩张
系统药物治疗	甲氨蝶呤 环孢素 阿维A	骨髓抑制 高血压	肝肾毒性 高血脂
物理治疗	窄谱中波 紫外线	瘙痒 灼痛	干燥 光老化

治疗方式	治疗药品（示例）	不良反应情况（示例）
小分子抑制剂	阿普米司特	腹泻　　 恶心

生物制剂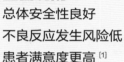
总体安全性良好
不良反应发生风险低
患者满意度更高 [1]

IL–17A
抑制剂
IL–23
抑制剂
IL–12/23
抑制剂
TNF–α
抑制剂

- 暂未发现会影响肝肾功能
- 不良反应发生率低
- 肿瘤、心血管疾病等不良事件发生率低
- 患者满意度高：使用 18 个月生物制剂治疗的患者满意度比使用传统治疗的患者高 36% [8]

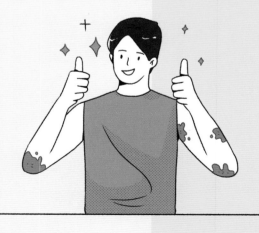

Q # 银屑病患者的治疗费用是多少

A 不同地区、医院的治疗费用可能有所差异，下面是一些参考。

生物制剂

司库奇尤单抗	1 500 ~ 1 600 元 / 月（密集针后）
依奇珠单抗	1 200 ~ 1 400 元 / 月（密集针后）
乌司奴单抗	4 318 元 / 支，密集针后每 12 周一次
古塞奇尤单抗	4 571 元 / 支，密集针后每 8 周一次
替瑞奇珠单抗	4 360 元 / 支，密集针后每 12 周一次

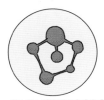

小分子抑制剂

阿普米司特	800 ~ 900 元 / 月
氘可来昔替尼	6 000 元 / 月

系统药物治疗

甲氨蝶呤	40 ~ 70 元 / 月
环孢素	20 ~ 30 元 / 天
阿维 A	4 ~ 10 元 / 天

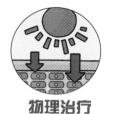

物理治疗

窄谱中波紫外线　50～150元/次（每周2～3次）

外用药物

丙酸氯倍他索乳膏（10g装）	5～6元/支
卡泊三醇软膏（15g装）	30～60元/支
卡泊三醇倍他米松软膏（15g装）	130元/支
卡泊三醇倍他米松凝胶（15g装）	150元/支

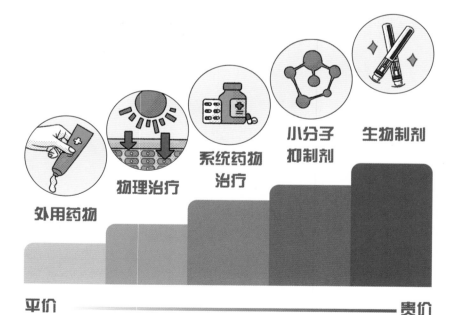

平价　　　　　　　　　　　　　　　　贵价

外用药物　物理治疗　系统药物治疗　小分子抑制剂　生物制剂

用白醋清洗皮损，能治疗银屑病吗

A 不能作为有效的治疗方式。

有很多传言说白醋可以治疗银屑病，是对"癣"的概念产生了混淆。银屑病俗称"牛皮癣"，但此"癣"并非皮肤癣菌感染引起的体癣。想用白醋杀菌治疗银屑病，其实是误区。

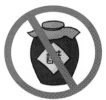

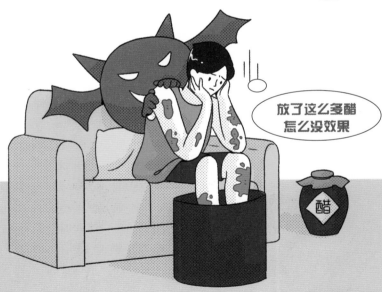

放了这么多醋怎么没效果

银屑病是一种免疫介导的系统性疾病。国内外文献中均无白醋清洗皮损治疗银屑病的报道，白醋不是银屑病的有效治疗选择；还可能由于醋酸成分较高，直接造成皮肤的刺激和伤害。

银屑病患者需要住院治疗吗

A 一般来说不需要，但病情严重者需要住院治疗。

通常而言，寻常型银屑病患者大多数无须住院治疗。以下情况，往往需要住院治疗。

泛发性脓疱型银屑病患者

伴发热、水电解质紊乱、低钙血症、继发感染如脓毒症等并发症[2]。

红皮病型银屑病患者

合并发热、低蛋白血症、水电解质紊乱、继发感染、肝功能异常等[2]。

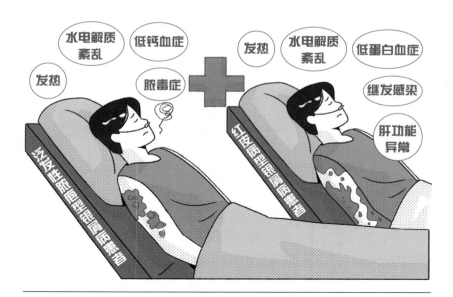

第六节

银屑病有哪些用药选择

Q 银屑病有哪些常用药

A 治疗银屑病的药物品种繁多。

生物制剂

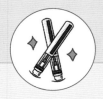

使用方法

找到银屑病发病核心细胞因子，阻断和抑制银屑病发病的最关键环节。

与传统系统治疗相比，生物制剂起效快、疗效强、不良反应发生率低[6]。

现有生物制剂大多能达到皮损基本完全清除（PASI90~100）[6]。

常见药物

- 白介素 17A 抑制剂（如司库奇尤单抗、依奇珠单抗）
- 白介素 23 抑制剂（如古塞奇尤单抗）
- 白介素 12/23 抑制剂（如乌司奴单抗）
- 肿瘤坏死因子 α 抑制剂（如阿达木单抗）

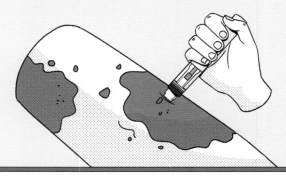

小分子抑制剂

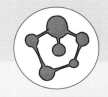

使用方法

符合接受光疗或传统系统治疗指征的中重度成人斑块状银屑病患者，以口服方式适用。

常见药物

- 口服磷酸二酯酶 4 抑制剂（如阿普米司特）
- 口服酪氨酸激酶 2 抑制剂（如氘可来昔替尼片）

传统药物治疗

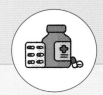

使用方法

通过口服或静脉给药等方式，让药物进入人体内部，影响身体免疫系统和代谢系统 [9]。

大部分传统药物治疗目前能达到清除大部分皮损（PASI 75）。

常见药物

- 甲氨蝶呤
- 环孢素
- 阿维 A 酸
- 抗生素

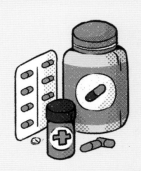

物理治疗

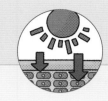

使用方法

通过紫外线物理方式，使机体接受各种理化因素刺激，治疗皮损表面症状 [9]。

起效较慢，主要起辅助治疗的作用。

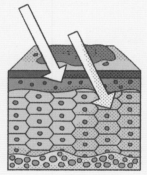

常见光疗

- 窄谱中波紫外线（NB-UVB）
- 广谱中波紫外线（BB-UVB）
- 308nm 准分子光 / 激光
- 补骨脂素紫外线疗法（PUVA）

外用药物

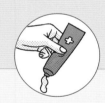

使用方法

直接涂抹在皮肤表面，以缓解症状、控制病情发展。

能迅速缓解银屑病病情，但长期使用易出现耐药 [10]。

常见药物

- 糖皮质激素
- 维生素 D 衍生物（如卡泊三醇、他卡西醇）
- 维 A 酸类（如他扎罗汀）、钙调磷酸酶抑制剂（如他克莫司、吡美莫司）
- 角质松解剂（如水杨酸软膏、尿素乳膏）

医保可以报销银屑病治疗费用吗

 可以。

适应证范围内的银屑病的治疗药物包括生物制剂、小分子抑制剂、系统药物治疗、物理治疗和外用药物治疗，均可由医保报销一定比例的费用（少部分未纳入医保）。

但要注意的是：

01 不同地区医保目录不同，可报销的药物品种和报销比例会有所差别。

02 使用医保报销的前提为患者是参保人员，且所报销的药物均在医保目录内，否则无法享受医保报销哦。

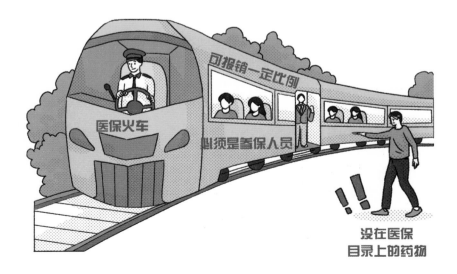

Q 医保可以报销哪些药物

A 银屑病的治疗药物，大部分可以通过医保报销。但各地的医保政策不同，不同医保级别的报销比例也有差别。

治疗方式	可否通过医保报销	备注
生物制剂	可	
小分子抑制剂	可	氘可来昔替尼为自费药
系统药物治疗	可	
物理治疗	可	
外用药物治疗	可	复方丙酸氯倍他索软膏为自费药

Q 报销银屑病的药物费用需要满足哪些条件

A 想要报销银屑病的药物费用，需要满足以下四个条件。

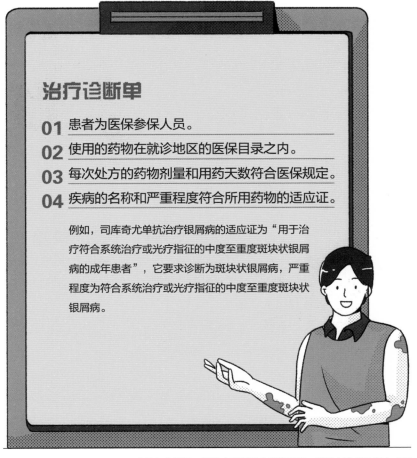

治疗诊断单

01 患者为医保参保人员。

02 使用的药物在就诊地区的医保目录之内。

03 每次处方的药物剂量和用药天数符合医保规定。

04 疾病的名称和严重程度符合所用药物的适应证。

例如，司库奇尤单抗治疗银屑病的适应证为"用于治疗符合系统治疗或光疗指征的中度至重度斑块状银屑病的成年患者"，它要求诊断为斑块状银屑病，严重程度为符合系统治疗或光疗指征的中度至重度斑块状银屑病。

Q # 如何办理银屑病的医保报销手续

A 各地医保政策有差异，而且在变化中，建议咨询当地医保部门。

一般来说，分正常参保和异地参保。

正常参保的银屑病患者

治疗费用一般分为两部分，一部分由医保支付报销，另一部分由患者自己承担，通常在结账时直接收取，不需要再去医保部门办理额外的报销手续。

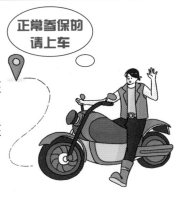

正常参保的
请上车

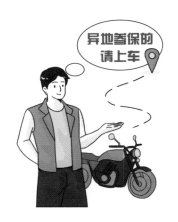

异地参保的
请上车

异地参保的银屑病患者

在就诊前可以咨询当地医保情况，申请开通异地医保。

需要注意的是，有些特殊药物，如生物制剂，除了病历和处方以外，还需要医生出具符合该生物制剂治疗适应证的医疗证明，这样才可以报销。

Q 银屑病患者可以办理慢性病卡吗

A 不可以，目前银屑病在多数地区未被纳入慢性病保障。

以浙江省为例，省医保局指出，城乡居民医保慢性病门诊保障制度中的慢性病采用"12+"模式明确病种名称，省里统一确定的12种常见慢性病如下。

- 高血压
- 糖尿病
- 肺结核
- 冠心病

- 支气管哮喘
- 慢性肾脏病
- 慢性阻塞性肺疾病
- 慢性肝炎

- 帕金森病
- 类风湿关节炎
- 阿尔茨海默病
- 精神分裂症等

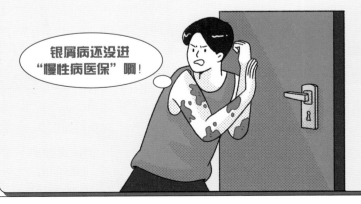

银屑病还没进"慢性病医保"啊！

银屑病治疗药物会诱发癌症吗

A 有些银屑病治疗药物有可能增加癌症风险。

研究发现，以下药物有可能增加患者的癌症风险，具体使用情况应遵医嘱。

甲氨蝶呤
使用其治疗的银屑病关节炎患者，患基底细胞癌和鳞状细胞癌的风险升高 [10]。

环孢素
接受其治疗大于 2 年的银屑病患者，发生皮肤癌的风险升高 2.1 倍，但连续使用其小于 6 个月或间歇使用小于 2 年时，皮肤癌风险并未升高 [12]。

肿瘤坏死因子 α 抑制剂
接受其治疗的患者发生非黑素瘤性皮肤癌的风险升高 [12]。

煤焦油
接受其治疗的银屑病患者有致癌风险 [11]。

JAK 抑制剂
接受其治疗的患者发生非黑素瘤性皮肤癌的风险可能升高，专家组推荐定期进行皮肤检查 [12]。

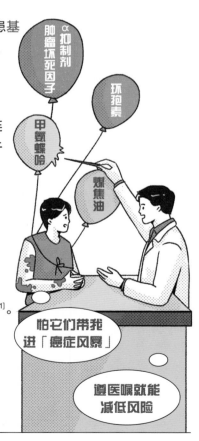

第七节

复诊有哪些注意事项

Q 银屑病患者应该多久复诊

A 复诊频率应根据病情或治疗方法而定。

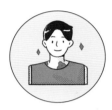

病情稳定的患者

建议每3~6个月复诊一次；也可以通过正规互联网医疗平台定期反馈和寻求专业指导。

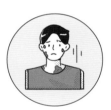

病情稳定的患者

如仍有新发皮疹出现，或原有皮疹未缓解或有加重。

建议提高复诊频率，每1~3个月复诊一次。

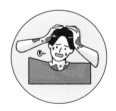

病情发生显著加重的患者

如短期内出现大量新发皮疹，新出现较多脓疱、红皮病或关节肿痛，发生疑似药物不良反应等。

应随时复诊，以便得到及时处理。

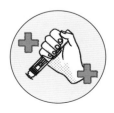

接受生物制剂治疗的患者

生物制剂有固定的用药频率，可以根据用药频率定期复诊。

Q 银屑病患者复诊时要带哪些材料

A 正常来说，复诊时应携带以下材料。

复诊携带材料

☐ 医保卡

☐ 病历本

☐ 医生没看过的化验单（如有）

☐ 其他检查报告（如有）

☐ 随访卡（如有）

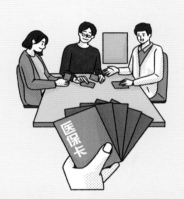

有以下情况的患者除携带以上材料外，还需增加新的材料。

● 接受光疗的患者
  应携带记录此前光疗日期、照光能量的凭证。

● 本次复诊前在其他医疗机构看过病的患者
  无论就诊的疾病是银屑病，还是其他疾病，均建议携带相应的病历本、检查报告和药物。

● 自购银屑病治疗药物或民间土方，或由于其他疾病而自购药物治疗的患者
  应携带相应的药物。

Q 银屑病患者复诊时要如何与医生沟通病情变化

A 复诊时，银屑病患者应向医生客观讲述近期的病情变化。建议从以下三个方面展开。

病情变化方面示例	具体症状示例	具体描述示例
	瘙痒症状	☐ 不痒了 ☐ 没之前痒 ☐ 更痒了 ☐ 变化不大
皮肤症状	原有的银屑病皮疹情况	● 皮疹 ☐ 消了 ☐ 变多了 ☐ 变厚了 ● 皮疹颜色 ☐ 变淡了 ☐ 变深了 ● 脱屑 ☐ 少了 ☐ 多了 ☐ 变化不大
	是否出现其他症状	☐ 全身起脓疱 ☐ 全身皮肤发红 ☐ 脱屑

指甲症状	指甲形态	☐ 指甲变粗糙了 ☐ 增厚了 ☐ 分层了 ☐ 比之前光滑了 ☐ 没有之前厚了 ☐ 变化不大
	指甲颜色	☐ 指甲有白点 ☐ 有白线 ☐ 甲半月变红 ☐ 有黄褐色斑片 ☐ 变化不大
关节症状	关节情况	☐ 不痛了 ☐ 不肿了 ☐ 没之前痛 ☐ 没之前肿了 ☐ 比之前更肿、更痛了 ☐ 变化不大
	是否出现晨僵症状	● 早上起来 ☐ 关节活动不舒服 ☐ 关节僵硬 ☐ 关节发肿 ☐ 变化不大
不同治疗药物情况	是否出现疑似药物不良反应	● 口服甲氨蝶呤、阿维 A 等 系统治疗药物的患者 ☐ 是否不想吃东西 ☐ 吃东西会恶心 ☐ 白眼珠发黄 ☐ 变化不大
		● 接受光疗的患者 ☐ 是否皮肤又红又肿 ☐ 皮肤起疱 ☐ 皮肤发痛 ☐ 变化不大

如何告诉医生对当前治疗结果满意或不满意

A 可以从以下三个方面与医生沟通。

对治疗的预期

☐ 达到了吗? ☐ 满意吗?

在就诊时,与医生讲述对治疗后的预期想法,让医生了解患者的期待,以调整后续的治疗决策。

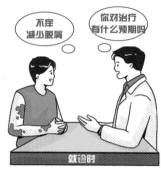

病情客观变化

☐ 皮损减淡了? ☐ 皮损减少了?

向医生坦诚讲述病情变化,可让医生根据病情描述来判断治疗效果。

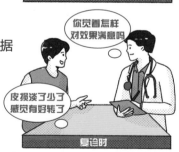

对治疗的主观感受

☐ 有好转? ☐ 没变化?

患者的主观感受可以让医生更深入地了解患者的情况,进而调整后续治疗方式,达到医生与患者的共同预期。

需要注意的是,银屑病具有慢性复发性的特点,受各种内外因素的影响,病情波动很常见,不用因病情暂时没有好转而过度担心,建议积极治疗。

参考文献

[1] 中华医学会皮肤性病学分会银屑病专业委员会. 中国银屑病诊疗指南 (2018 完整版)[J]. 中华皮肤科杂志，2019，52(10):667-710.

[2] 中华医学会皮肤性病学分会银屑病专业委员会. 中国银屑病诊疗指南（2023 版）[J]. 中华皮肤科杂志，2023，56(7):573-625.

[3] 《中国关节病型银屑病诊疗共识（2020）》编写委员会专家组. 中国关节病型银屑病诊疗共识（2020）[J]. 中华皮肤科杂志，2020，53(08): 585-595.

[4] 吴凯. 治疗银屑病中药的临床应用 [J]. 天津药学，2001，13(3):58-59.

[5] 中国医师协会皮肤科医师分会中西医皮肤科亚专业委员会. 中成药治疗寻常性银屑病专家共识 (2014)[J]. 中华皮肤科杂志，2014，47(3):215-216.

[6] 中华医学会皮肤性病学分会，中国医师协会皮肤科医师分会，中国中西医结合学会皮肤性病专业委员会. 中国银屑病生物制剂治疗指南（2021）[J]. 中华皮肤科杂志，2021，54(12):1033-1047.

[7] 王刚. 重视银屑病的规范治疗 [J]. 实用皮肤病学杂志，2018，11(5):257-258.

[8] 桑旭，王真真，李文超，等. 生物制剂治疗中重度斑块型银屑病的成本 - 效果分析 [J]. 中国麻风皮肤病杂志，2023，39(5):344-349.

[9] 佚名. 带你认识银屑病系统性药物治疗 [EB/OL].(2023-09-25)[2024-05-22]. https://mp.weixin.qq.com/s/tTjz26-HOHRfs6GtVDOFLw.

[10] 邢霜静，康瑞花. 银屑病常见外用药物 [EB/OL].(2023-09-28)[2024-05-28]. https://mp.weixin.qq.com/s/SzldXUPRtWeupiAb8h9u4w.

[11] BALDA A, WANI I, ROOHI TF et al. Psoriasis and skin cancer - Is there a link?[J]. Int Immunopharmacol, 2023, 121:110-464.

[12] RADEMAKER M, RUBEL DM, AGNEW K, et al. Psoriasis and cancer. An Australian_New Zealand narrative[J]. Australas J Dermatol, 2019, 60(1):12-18.

第三章

03

银屑病治疗方式盘点

第一节

应该如何选择外用药和口服药

Q 银屑病有哪些外用药

A 外用药通常是涂抹在皮肤的药物，常见的银屑病外用药如下 [1]。

润肤剂

常见药物 皮肤屏障修复霜、维生素 E 软膏、羊毛脂、凡士林等。

使用事项 局部外用药物治疗的基础用药。

外用糖皮质激素

常见药物 丙酸倍氯米松软膏、卤米松乳膏、氢化可的松乳膏等。

使用事项 根据银屑病的类型、部位和发病年龄挑选合适的制剂。

维生素 D 衍生物

常见药物 卡泊三醇软膏、他卡西醇软膏等。

使用事项 适用于静止期斑块状银屑病，与激素软膏联合或交替使用可以增加疗效，降低激素的不良反应。

维 A 酸类

常见药物 0.025% 维 A 酸乳膏、 0.1% 他扎罗汀乳膏等。

使用事项 适用于躯干和四肢部位的静止期斑块状银屑病。

钙调磷酸酶抑制剂

常见药物 0.03% 他克莫司软膏、1% 吡美莫司乳膏等。

使用事项 用于面部和皮肤皱褶部位的银屑病，可以作为糖皮质激素的替代药物。

芳香烃受体激动剂

常见药物 1% 苯维莫得乳膏等。

使用事项 对轻中度寻常型银屑病有不错的疗效，也可用于掌跖脓疱病。

角质促成剂 & 松解剂

常见药物

促成剂：2%~5% 焦油、3% 水杨酸、3%~5% 硫磺等。

松解剂：5%~10% 水杨酸、10% 硫磺、20% 尿素、5%~10% 乳酸等。

使用事项 可以和其他外用药联合用于治疗慢性斑块状银屑病。

复方制剂

常见药物 卡泊三醇倍他米松软膏、他扎罗汀倍他米松软膏、复方丙酸氯倍他索软膏等。

使用事项 可减少单方制剂的局部不良反应，提高疗效。

抗 IL-8 单克隆抗体乳膏

Q 使用激光治疗可以完全清除皮损吗

A 对大部分患者而言，激光能起到改善作用，但很难完全清除皮损。

近年来，有很多作用机制不同的光疗、激光设备被用于治疗银屑病，其中真正意义上的激光如下。

脉冲染料激光
有可能治疗甲银屑病，但研究报道较少[2]。

308nm 准分子激光
属于紫外线光疗范畴，有研究显示，80 例银屑病患者接受308nm 准分子激光治疗，每周治疗 2 次，治疗 10 次之后84% 的患者皮损消退达到 75%[3]。

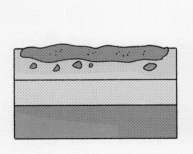
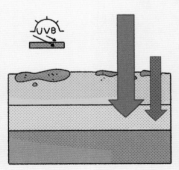

Q 使用外用药物治疗可以使皮损消失吗

A 有可能。

- 轻度银屑病患者：只以外用药治疗，就有可能使皮损消失。
- 中重度银屑病患者：外用药可以作为紫外线光疗或系统治疗的辅助疗法。
- 重度银屑病患者：对于皮损面积超过 10% 体表面积，或者遇到了比较难缠的掌跖、头皮银屑病的患者，只用外用药治疗很难让皮损完全消失，通常还要联合使用传统系统治疗药物、光疗或生物制剂。

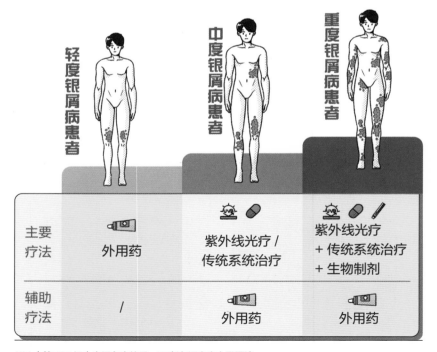

	轻度银屑病患者	中度银屑病患者	重度银屑病患者
主要疗法	外用药	紫外线光疗 / 传统系统治疗	紫外线光疗 + 传统系统治疗 + 生物制剂
辅助疗法	/	外用药	外用药

银屑病患者如何确定外用药的使用剂量

A 很多银屑病患者在用外用药时不太确定挤多少。

可以试试"指尖单位测量法"确定外用药的使用剂量，以此按标准用量涂抹药物。

1 个指尖单位

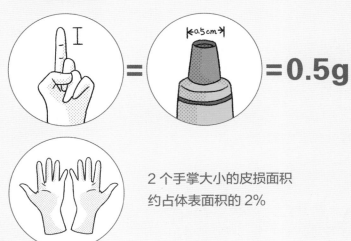 = 0.5g

2 个手掌大小的皮损面积
约占体表面积的 2%

从直径为 0.5cm 的药膏开口管径挤出 1 个指尖单位，即食指第一指节长度的药膏，约为 0.5g，可以涂抹 2 个手掌大小的皮损面积，约占体表面积的 2%。

用药频率根据药物不同，通常为每天 1 次或 2 次 [4]。

Q 外用药需要用多久

A 不同的外用药疗程并不一样，部分可以参考下表[5]，但还是应以医生的建议为主。

外用药名称	疗程	注意事项
外用维生素 D₃ 衍生物	6 周	间歇使用不超过 1 年
外用维 A 酸类药物他扎罗汀	12 周	/
外用糖皮质激素	起效后逐渐减量	强效糖皮质激素使用时间不超过 2 周
外用卡泊三醇倍他米松	4 周	/
润肤剂和钙调磷酸酶抑制剂	无特定	皮肤干燥人群建议常用润肤剂

外用药疗效不好怎么办

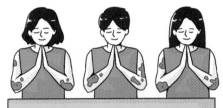

A 有银屑病患者遇到外用药疗效变差的情况，应该怎么办？

轻症患者可采取"多种外用药联合应用"或者"中西药联合外涂"的方法，大多可以解决问题。疾病严重的患者，可选择其他治疗方式。具体可参考以下内容。

在求人与求己之间，选择了求医

轻症患者

方法类型
多种外用药联合外用

具体药物
- 糖皮质激素与维生素 D_3 衍生物
- 糖皮质激素与维 A 酸类
- 糖皮质激素与水杨酸等

方法类型
中西药物联合外涂

具体药物
- 中药软膏和维 A 酸类
- 中药软膏和糖皮质激素类

疾病严重程度增加的患者

方法类型
紫外线光疗、传统的系统治疗

具体药物
- 紫外线光疗
- 阿维 A
- 免疫抑制剂系统治疗

病情严重且其他治疗方法无法达到满意效果的患者

方法类型
生物制剂治疗

具体药物
- 司库奇尤单抗
- 乌司奴单抗
- 依奇珠单抗
- 阿达木单抗
- 古塞奇尤单抗
- 依那西普

Q 隐私部位可以涂外用糖皮质激素吗

A 对于隐私部位,很多人觉得应该"特殊关照",怕外用激素刺激大。其实只要遵医嘱合理使用,就能降低刺激性且获得有效治疗。

生殖器部位	外阴部位
可选用弱、中效糖皮质激素（如氢化可的松霜）及中效或软性糖皮质激素（如糠酸莫米松和丁酸氢化可的松软膏）,治疗时间不应超过2~4周。	钙调磷酸酶抑制剂（如他克莫司或吡美莫司）对其有效,可单用或与弱效糖皮质激素联合使用,降低长期使用糖皮质激素可能带来的皮肤萎缩等不良反应。

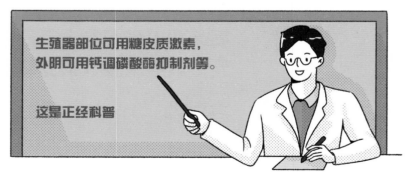

生殖器部位可用糖皮质激素,
外阴可用钙调磷酸酶抑制剂等。

这是正经科普

 注意：焦油制剂以及维生素 D_3 衍生物可能会刺激生殖器皮肤,通常与外用糖皮质激素联合使用 [5]。

Q 外用糖皮质激素症状一抹就好转，一停就复发，怎么办

A 对于外用激素治疗，应符合足强度、足剂量和正确使用的基本原则。

初始治疗

应根据皮损性质选用足强度、足剂量的制剂，以求迅速控制症状，减少因强度不足、疗程不够导致的病程延长、病情反复及长期用药所致的不良反应[7]。

炎症控制后

降低激素用药频次／剂量，或改用弱、中效激素（降阶梯疗法）。

防复发发生

可采用弱、中效激素每周 2 次维持治疗（间歇疗法），也可采用激素与卡泊三醇联合治疗的策略[7]。

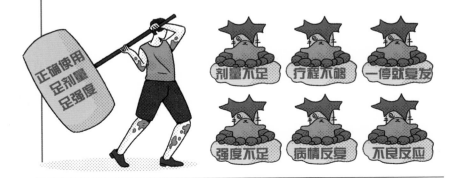

Q "外用激素药不良反应大，不能用"是真的吗

A 这个说法是错误的。

目前，外用糖皮质激素仍然是轻度银屑病患者的一线治疗选择。

尽管外用激素具有皮肤萎缩、毛细血管扩张、紫纹、紫癜、接触性皮炎、系统吸收等不良反应，但采取间歇、联合、轮换和序贯的用药策略，可扬长避短，在发挥治疗作用的同时最大程度地避免不良反应[5]。

需要注意的是，使用超强效糖皮质激素的时限通常为 2 ~ 4 周，原则上在取得明显疗效后应逐渐减量，不主张长期连续使用。

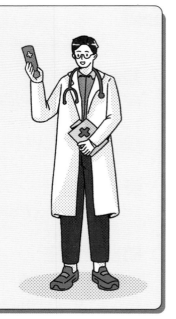

不同情况的银屑病患者使用糖皮质激素的类型可参考如下建议。

- 红皮病型和脓疱型银屑病：宜选用弱效或中效糖皮质激素。
- 寻常型银屑病：可选用中效或强效糖皮质激素。
- 面部、腋窝、阴囊等部位皮损及儿童患者：可选用弱效或中效非氟化糖皮质激素。
- 掌跖银屑病：可选用超强或强效糖皮质激素。

银屑病患者在使用外用药时应注意什么

A 银屑病患者在使用外用药物治疗时应注意：患者的年龄和病史、银屑病的类型和病程、皮损的严重度和部位，以此来制订安全、有效、可行的个体化治疗方案。

目前对于不同银屑病类型与病程，使用外用药有较为明确的建议，可部分参考。

轻度银屑病
皮损占体表面积 <3%

银屑病类型	外用药使用情况
进行期点滴状银屑病	宜选用润肤剂，不宜用刺激性强的外用药，以免加重病情，必要时外用弱效或中效糖皮质激素
静止期斑块状银屑病	可选择作用较强的药物尽早控制病情，及时酌情减量和维持治疗
斑块状银屑病	可单独外用药物治疗，若疗效不佳，可遵循联合、轮换、序贯的治疗策略

中度银屑病
皮损占体表面积的 3%~10%

外用药使用情况

在外用药治疗的基础上，可联合紫外线光疗和 / 或系统药物治疗。

重度银屑病
皮损占体表面积 >10%

外用药使用情况

以系统药物和 / 或紫外线光疗为主，外用药物为辅 [5]。

Q 不同部位的银屑病推荐使用哪种外用药

A 不同部位银屑病的外用药推荐如下。

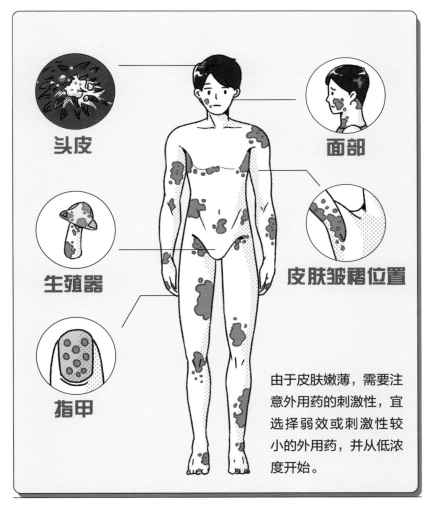

头皮

面部

生殖器

皮肤皱褶位置

指甲

由于皮肤嫩薄，需要注意外用药的刺激性，宜选择弱效或刺激性较小的外用药，并从低浓度开始。

1 头皮 [4,5]
头皮银屑病

- 2% ~ 10% 焦油洗发水、水杨酸洗发水
- 中效至强效糖皮质激素
- 卡泊三醇、水杨酸制剂可与糖皮质激素联合使用

2 面部 [4]
面部银屑病

- 外用他卡西醇或卡泊三醇联合氢化可的松
- 钙调磷酸酶抑制剂（如他克莫司软膏）

3 指甲 [4,5]
甲银屑病

- 强效及超强效糖皮质激素，如丙酸氯倍他索
- 卡泊三醇，可单用或与糖皮质激素联合外用
- 0.1% 他扎罗汀乳膏（应封包以加强疗效）
- 钙调磷酸酶抑制剂（如他克莫司软膏）

4 腋窝、腹股沟等皮肤皱褶位置 [4,5]
反向型银屑病

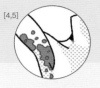

- 急性期：首选弱至中效糖皮质激素
- 2～4周后：钙调磷酸酶抑制剂（可单独或联合糖皮质激素外用）、维生素 D_3 衍生物（可单独或联合糖皮质激素外用）

5 生殖器 [4,5]
生殖器银屑病

- 温和的润肤剂
- 弱效中效糖皮质激素（如氢化可的松霜）
- 中效或软性糖皮质激素（如糠酸莫米松和丁酸氢化可的松软膏）
- 他克莫司（可单用或与弱效糖皮质激素联合使用）
- 吡美莫司（可单用或与弱效糖皮质激素联合使用）
- 焦油制剂（通常与外用激素联合使用，不单用）
- 维生素 D_3 衍生物（通常与外用激素联合使用，不单用）

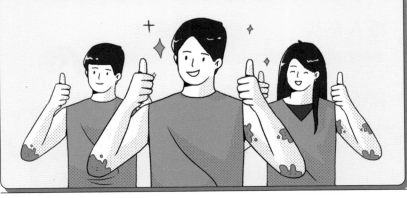

Q 银屑病患者长期用外用药会有什么不良反应

A 每一种外用药不良反应的程度和性质都不一样。

银屑病常用的外用药包括：润肤剂、糖皮质激素、维生素 D_3 衍生物、维 A 酸类、钙调磷酸酶抑制剂、本维莫德、角质促成剂（如焦油类）和角质松解剂等。

糖皮质激素

可能导致皮肤萎缩、毛细血管扩张、皮肤紫纹、紫癜、激素依赖性皮炎、多毛等局部不良反应，强效糖皮质激素如果大面积使用，还有可能引起下丘脑－垂体－肾上腺轴抑制。

维生素 D 衍生物

可能引起皮肤刺激，及非常罕见的高钙血症和甲状旁腺激素抑制。

本维莫德

可能引起局部皮肤刺激，如红斑、皮炎、疼痛、色素沉着。

维 A 酸类

可能对局部皮肤产生刺激。

焦油类

可能引起毛囊炎。

钙调磷酸酶抑制剂

可能导致皮肤出现局部灼热感和瘙痒感[4]。

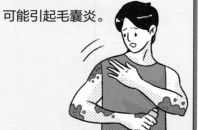

Q 光疗对银屑病患者有用吗

A 有用，实际效果因人而异。

紫外线能抑制表皮角质细胞过度增殖，起到抗炎杀菌的作用，如窄谱中波紫外线（NB-UVB）、广谱中波紫外线（BB-UVB）、补骨脂素紫外线疗法（PUVA）、308nm 准分子光 / 激光等光疗方法，都可以用来治疗银屑病[4]。

临床比较常用的光疗如下。

窄谱中波紫外线 (NB-UVB)

适用于中重度寻常型银屑病。《中国银屑病诊疗指南（2023 版）》中明确指出，NB-UVB 既可以单独使用，也可以与其他外用制剂、系统治疗联合应用来治疗银屑病[4]。

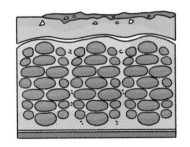

308nm 准分子激光

适用于局限性顽固性皮损。研究显示，中重度银屑病患者经 308nm 准分子激光治疗 24 次后，皮损消退了 75% 和 50% 的患者比例分别为 54% 和 83%，停止治疗后，疗效维持长达 6 个月[8]。

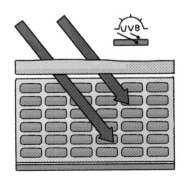

Q 系统药物治疗对银屑病有效吗

A 有效。

作为银屑病治疗中常见的传统系统用药，甲氨蝶呤、环孢素、阿维A等口服药对很多类型的银屑病具有治疗效果。

甲氨蝶呤

适用于中重度斑块状银屑病、关节病型银屑病、红皮病型银屑病、泛发性脓疱型银屑病和严重影响功能的掌跖部位银屑病。

环孢素

对各种类型银屑病都有效，多用于治疗重度患者。

阿维A

适用于治疗成人各种类型的银屑病，尤其是中重度斑块状、红皮病型和脓疱型银屑病[1]。

中成药

如银屑胶囊、郁金银屑片、银屑灵颗粒等，常与其他治疗方法联合使用[9]。

Q 系统药物治疗银屑病需要多长时间

A 毕竟银屑病有着慢性、复发性的特点，系统药物治疗的疗程往往较长，需要长期坚持。从研究来看，治疗过程可以长达几个月，甚至超过 1 年。

1~2 个月

甲氨蝶呤

从小剂量逐渐增至目标剂量，待病情控制 1~2 个月后，逐渐减量至最小维持剂量。

2 年

环孢素

由于停药后病情易复发，故应小剂量长期维持治疗，但连续使用时间最长不超过 2 年[4]。

几个月

中药、中成药

往往需要几个月[10]。

Q 银屑病患者长期吃口服药会有什么不良反应

A 不同口服药的不良反应，并不一样。

甲氨蝶呤

主要不良反应是骨髓抑制和肝毒性，长期使用还可引起肝纤维化和肝硬化。

环孢素

不良反应包括多毛、高血压、肾毒性、胃肠道激惹和神经系统紊乱。

阿维 A

主要不良反应包括皮肤黏膜干燥、致畸性、高血脂、长骨异常重建、韧带钙化、肌痛、假性脑瘤、维 A 酸综合征等。

中成药

常见的不良反应有腹泻、腹痛、恶心呕吐等，雷公藤多苷还可引起月经周期紊乱、闭经、精子减少、血细胞减少和神经系统症状 [4]。

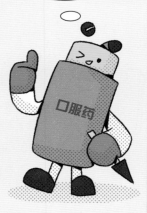

我是把双刃剑

能 "治病"

也 "致病"

Q 吃口服药会影响银屑病患者怀孕吗

A 口服药中，阿维 A、甲氨蝶呤、雷公藤多苷片有影响怀孕的风险。

药物	对怀孕的影响	用药注意事项
阿维 A	具有致畸性	用药期间及停药至少 2 年内，应严格避孕
甲氨蝶呤	引起胎儿骨骼缺陷、神经系统异常和生长发育迟缓	妊娠期禁用
雷公藤多苷片	具有生殖毒性 对女性：导致月经周期紊乱、闭经、不孕 对男性：导致精子数量减少、精子活力减弱 [4]	用药期间应避孕，有生育要求的患者应慎用

第二节

系统药物和
生物制剂
如何选

Q 系统药物治疗效果如何

A 疗效是有的，但不算优秀。

银屑病面积和严重度指数（PASI）评分是临床治疗和临床试验中用来评价患者病情严重程度的最常使用的指标。PASI-50：代表皮损清除的程度，指治疗后 PASI 评分与治疗前相比降低了 50%。

PASI-75：代表皮损清除的程度，指治疗后 PASI 评分与治疗前相比降低了 75%（目前认为达到此种程度为病情改善达到满意程度）。

有研究显示，中重度慢性斑块状银屑病患者随机接受口服甲氨蝶呤或环孢素治疗 16 周时，获得 PASI-75 应答的患者比例分别为 60% 和 71%[11]。重度银屑病患者每日口服 50mg 剂量的阿维 A 治疗 8 周后，达到 PASI-75 应答的患者比例为 23.1%[11]。

总体来看，传统系统用药有治疗效果，但表现差强人意。

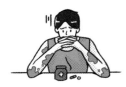

治疗后 PASI 评分降低 75% 的患者占比

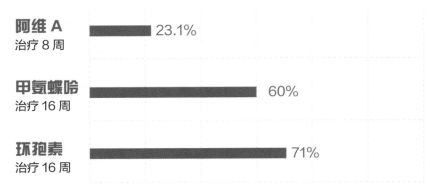

阿维 A
治疗 8 周 — 23.1%

甲氨蝶呤
治疗 16 周 — 60%

环孢素
治疗 16 周 — 71%

Q 系统药物会有哪些不良反应

A 不同药物的不良反应不同。

以常用药物为例。

甲氨蝶呤

主要不良反应包括胃肠道反应（食欲不振、恶心、呕吐、腹泻和腹痛）、肝功能损害、肺损伤和全血细胞减少，服药期间要定期查血常规和肝功能 [4]。

环孢素

主要不良反应包括高血压、肝肾毒性、神经系统损害、继发感染、肿瘤、胃肠道反应、齿龈增生和多毛等，这些不良反应的严重程度与剂量和血药浓度有关，故服药期间要好好监测血压、血常规和血肌酐等指标 [4]。

阿维 A

常见不良反应为皮肤干燥、唇炎、脱发、血脂异常和肝功能损害 [12]。

值得注意的是，如果出现药物不良反应，建议及时找医生咨询。

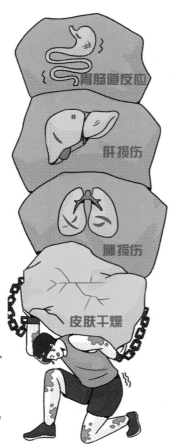

Q 系统药物和生物制剂有什么区别

A 这两个治疗方法的区别，有点儿像"多箭齐发"和"精准狙击"。

系统药物

如甲氨蝶呤、环孢素、阿维A，是由化学原料合成的小分子无机物质，疗效确切，是中重度银屑病的主要治疗手段[4]。系统口服用药作用靶点比较广泛，针对性差，难分敌我，在发挥作用的同时会误伤自己，而且起效慢[13]，不适合长期使用。

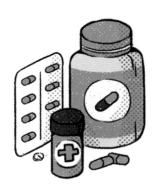

生物制剂

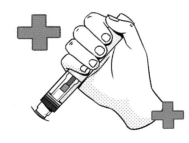

如白介素17-A抑制剂、白介素12/23抑制剂等，是通过生物工程技术生产的大分子有机物质，属于新兴治疗手段。生物制剂作用靶点比较精准，能够瞄准银屑病发病机制中的关键细胞因子起效，对免疫系统的其他环节影响比较小，所以有见效快、疗效好的优点[14,15]。

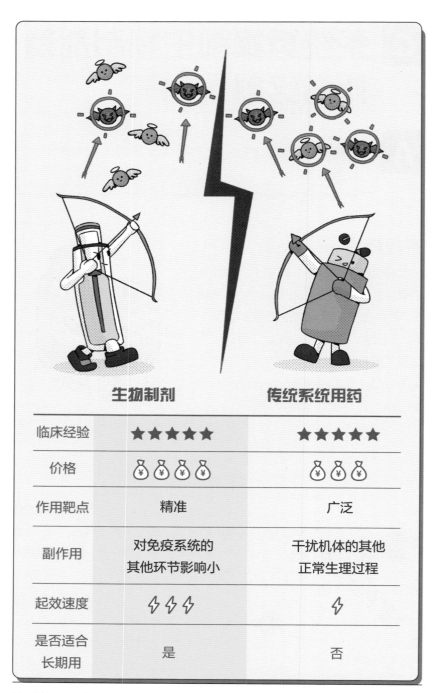

	生物制剂	传统系统用药
临床经验	★★★★★	★★★★★
价格	💰💰💰💰	💰💰💰
作用靶点	精准	广泛
副作用	对免疫系统的 其他环节影响小	干扰机体的其他 正常生理过程
起效速度	⚡⚡⚡	⚡
是否适合 长期用	是	否

Q 系统药物和生物制剂疗效对比情况如何

A 想判断疗效，可以看银屑病面积和严重程度指数（PASI）评分，它代表了皮损清除的程度。

系统药物治疗

一般能够达到 PASI-75（PASI 评分降低 75%）就很不错了，认为病情改善达到满意标准。

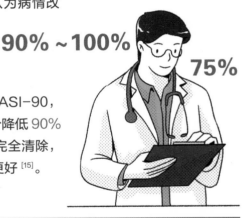

90% ~ 100%

75%

生物制剂治疗

有些生物制剂治疗可达到 PASI-90，甚至 PASI-100（PASI 评分降低 90% 甚至 100%），皮损几乎被完全清除，疗效上明显比传统系统用药更好[15]。

由于生物制剂效果更为显著，很多国家纷纷提高了对银屑病的治疗目标。

- 2017 版《英国皮肤科医师协会指南》更新提出的治疗目标：皮损清除或接近清除。

- 2017 版《意大利中重度银屑病系统治疗指南》指出治疗的最终目标：皮损清除或接近清除，大部分要达到 PASI-90 以上，尤其是重症患者。

- 2019 版《法国成人中重度银屑病患者系统治疗指南》提出的治疗目标：PASI-90/100 应答。

Q 系统药物和生物制剂的不良反应有区别吗

A 药物的不良反应取决于给药途径和药物本身的种类，口服药更容易出现胃肠道反应，生物制剂偶可见注射部位反应。

系统药物

不良反应包括肠道反应、肝功能损害、肺损伤、继发感染、肿瘤、皮肤干燥、唇炎、脱发、血脂异常。

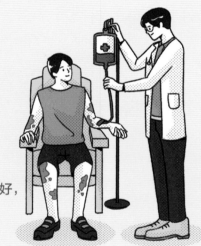

生物制剂

总体来说，生物制剂安全性良好，但在使用的过程中还是有可能出现以下不良反应。

常见的不良反应
注射部位的反应、输液反应、感染等[16]。

罕见的不良反应
严重感染、肿瘤、乙肝、丙肝和人类免疫缺陷病毒再激活、间质性肺病、免疫原性等较严重的风险[17]，发生概率较低，特别是全人源的下游靶点制剂，如 IL-17A 抑制剂，不良反应的发生率更低。

Q 可以不接受系统药物治疗，直接用生物制剂吗

A 可以。

只要出现以下情况，就可以使用生物制剂[17]。

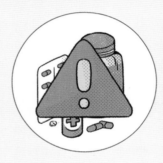

中重度斑块状银屑病患者，既往传统治疗无效、失效或无法耐受；或者中重度斑块状银屑病患者，不适合系统治疗时。

疾病严重影响患者的生活质量，尤其皮损位于头面部、生殖器及甲等特殊部位时。

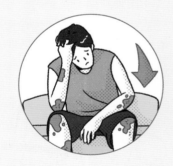

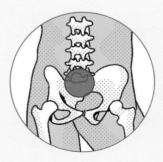

治疗关节病型、脓疱型、红皮病型银屑病时，用了抗风湿病药治疗，但无法控制病情，甚至导致脊柱、骶髂关节出现问题。

用过生物制剂再用系统药物治疗，会没有效果吗

A 不会。

生物制剂不是传统系统用药的升级版，它们的起效机制是不一样的。

生物制剂的治疗效果之所以更优秀，是因为它能更精准地针对银屑病发病机制中的某一关键环节起作用，从而缩短起效时间，减少不良反应，适用于中重度银屑病患者。

生物制剂不仅不会影响其他药物的疗效，甚至还可以联合使用。《中国银屑病生物制剂治疗指南（2021）》指出，生物制剂停药后疾病复发时，可酌情考虑外用药、紫外线光疗或传统系统药物治疗[15]。

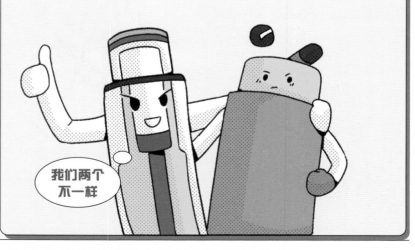

我们两个不一样

第三节

西药和中药如何选

Q 治疗银屑病，西药和中药怎么选

A 在我国，中西药均被用于治疗银屑病，各有优缺点。

	西药	中药
适用	治疗中重度银屑病	治疗轻度或稳定期银屑病
疗效	★★★★★	★★★★
起效速度	★★★★★	★★★
不良反应	★★	★
长期使用	可以	可以
注意事项	好转后逐渐减量、停药或改用其他不良反应更小的治疗方法	不耐受西药治疗时可以尝试中药代替治疗

PK

Q 可以治疗银屑病的中药 / 中成药有哪些

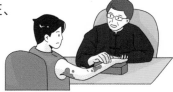

A 在国内，使用中药是一种常见的银屑病治疗方法，需要在中医辨证的前提下用药。

银屑病的中医辨证，常见的包括血热证、血燥证和血瘀证[9]。

血热证

基本治疗原则为凉血解毒，可兼有清热、除湿、祛风、活血等治法。
推荐药物：复方青黛胶囊（丸）、消银颗粒、消银胶囊（片）、克银丸、紫丹银屑胶囊等。

血燥证

基本治疗原则为养血润燥，祛风止痒，可兼有清热、凉血、活血等治法。
推荐药物：消银颗粒、消银胶囊、消银片、紫丹银屑胶囊、苦丹丸等。

血瘀证

基本治疗原则为活血化瘀，行气通络。推荐药物：丹参注射液等。

另外，临床上常用来治疗银屑病的单方及单体中成药有：雷公藤、昆明山海棠、白芍总苷、甘草酸、补骨脂素等[12]。

中成药作用大多较为和缓，建议与其他方法联合使用，以取得更佳疗效。应注意，用药过程中应定期监测肝肾功能，避免不良反应。

Q 使用中药治疗可以有效减轻皮损吗

A 可以，看具体情况。

在我国，中药被广泛用在银屑病的治疗上，还发表了很多临床研究文献。

早在 2014 年，我国就制定了《中成药治疗寻常型银屑病专家共识》[9]。2018 年，中医药首次被纳入了《中国银屑病诊疗指南》，并且在最新版的《中国银屑病诊疗指南（2023 版）》中专门编写了银屑病的中医诊断及治疗部分，对中药治疗银屑病的疗效表示了肯定。

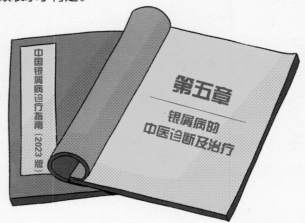

但是中医治疗需要辨证施治，因人而异，具体应咨询专业中医师。

Q 长期吃中药/中成药会有哪些不良反应

A 和西药一样，长期服用中药/中成药也有一定的不良反应。

雷公藤制剂

- 可引起胃肠道反应，所以消化性溃疡患者不宜服用。
- 让30%~70%的育龄女性出现闭经，所以育龄女性慎用或禁用，孕妇禁用。
- 可能让少数患者出现白细胞下降、转氨酶升高、肝区疼痛、心律不齐，心电图出现房室传导阻滞等，这些情况也要慎用[10]。

苦丹丸

治疗关节病型银屑病的时候，有过引起肝损伤的报道[2]。

值得注意的是，在所有中药/中成药的治疗过程中，都需要严格监测血尿常规和肝肾功能[12]，以免出现严重的不良反应。

复方青黛丸

有可能引发药疹、结肠炎、胃出血、停经、黑甲、维A酸综合征样反应、肝损害。

郁金银屑片

其中含有有毒的中药（马钱子、重金属砒砂），临床上要谨慎使用，儿童、孕妇禁用。

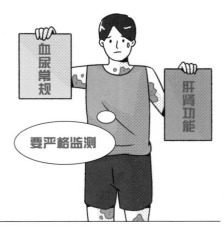

血尿常规　肝肾功能　要严格监测

Q 中西医结合如何治疗银屑病

A 近年来，国内有一些中西医结合随机对照试验显示出一定的疗效。

生物制剂和小分子靶向药问世之前（包括之后），国内学者不断探讨中西医结合治疗寻常型银屑病的方法，一些研究显示疗效比单纯常规西医治疗要好，但要注意一些中药成分对肝、肾、生殖系统的影响。

有学者对具体的研究进行了总结和分析，发现现有的中西医结合疗法有以下多种 [18]。

01 白芍总苷胶囊 + 卡泊三醇倍他米松软膏

02 凉血消疕汤加减 + 阿维 A 胶囊 / 卡泊三醇软膏

03 清热凉血消银汤 + 阿维 A 胶囊

04 清营汤配方颗粒 + 阿维 A 胶囊

05 消银胶囊 + 阿维 A 胶囊

06 中医辨证治疗 + 卡泊三醇软膏

07 紫草活血汤 + 阿维 A 胶囊等

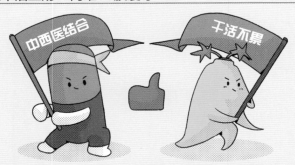

Q 中药药浴有用吗

A 可考虑作为银屑病的辅助治疗方法。

药浴疗法，可以避免药物直接进入人体大循环，能减少对肝脏、肾脏等器官的不良反应。最新的《中国银屑病诊疗指南（2023版）》已经把中药药浴纳入推荐治疗。

从临床研究报告来看，中药药浴
与其他治疗方法联合，能取得一定的疗效。

01 中药药浴 + 中药内服

02 中药药浴 + 中药外用

03 中药药浴 + 西药内服

04 中药药浴 + 西药外用

05 中药药浴 + 紫外线疗法

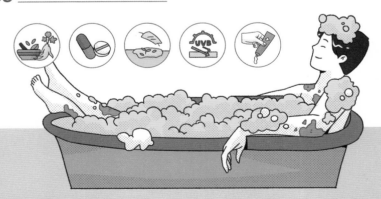

不过，目前这些研究的深度和广度还不够，操作也不够规范[19]，还需要更多的研究和佐证。

第四节

银屑病
治疗方案
如何选

Q 如何选择适合自己的治疗方案

A 不同人的个体差异很大，不同治疗方法的疗效和不良反应也不一样，所以不存在一种适合所有患者的"标准治疗"。

治疗方案选择以国际通用的银屑病"二分法"（局部治疗和系统治疗）为基础，还需要综合考虑疾病类型、严重程度、病变部位、患者年龄、健康状况、经济条件、对治疗效果的期待等因素。

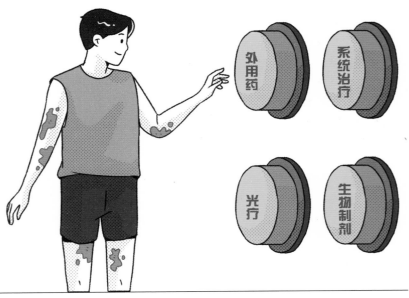

患者在听取医生的建议同时，也可以参考以下内容来辅助选择。

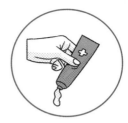

轻度
外用药治疗

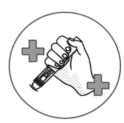

中重度
外用药 + 系统治疗、紫外线光疗、生物制剂
如果当前治疗方法达不到理想效果
可以考虑升级治疗方法

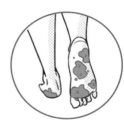

皮损长在关节、头皮、掌跖、指甲等部位
如果当前治疗方法达不到理想效果
可以考虑升级治疗方法

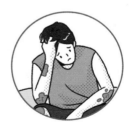

疾病严重影响生活质量
如果严重影响生活质量
可以考虑升级治疗方法

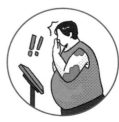

年龄较大、体重较大、
已出现共病，或有共病进展风险
高血压、高血脂、高血糖等
如果当前治疗方法会影响共病
可以考虑升级治疗方法

Q 针对中重度银屑病，有哪些疗效较好的治疗方式

A 目前，治疗中重度银屑病疗效较好的方法是应用生物制剂[15]。

传统系统治疗临床试验的主要终点为 PASI-75 应答，也就是说银屑病严重度评分降低 75%，就已经认为病情改善达到了满意的程度。生物制剂的面世给银屑病的治疗带来了革命性变化，其疗效能轻松达到 PASI-90 甚至 PASI-100 应答，意味着能够完全清除或接近完全清除皮损[15]。

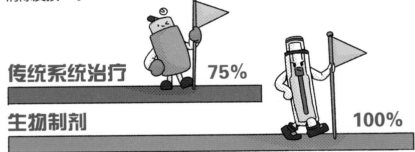

为此，近几年我国升级了银屑病治疗目标。

- 《中国银屑病生物制剂治疗指南（2021）》建议：
  以 PASI-100（皮损完全清除）或 PASI-90
  作为达到满意疗效的指标[15]。

- 2023 年制定的《银屑病生物制剂达标治疗专家共识》建议：
  以 PASI-75 作为可接受目标，以 PASI-90 作为理想目标[19]。

Q # 如果担心银屑病用药安全应该怎么办

A 如果你有这个顾虑，一定要告诉医生。

医生跟你一样也很关注用药安全的问题，在了解你的顾虑之后，医生会争取在疗效和安全性之间寻找平衡点，帮助你理解并重视疾病，但不过度恐惧疾病。

所有的药物都可能有不良反应。事实上，上市的药物都是经过多年多重临床研究和试验，证实其疗效和安全性以后，再由国家药监局审批通过，是相对安全的。但用药过程中患者还是应该按照医生的要求进行相关监测，以便能够及时发现可能出现的不良反应，给予相应处置。

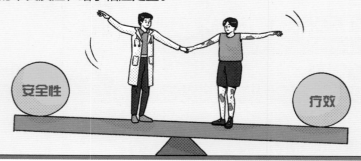

如果你担心安全性，可以学会读懂药品说明书，了解常见的不良反应。值得注意的是，药品说明书中标注的不良反应发生的概率大多比较低，所以不需要过度担忧。

Q 有没有安全的银屑病非药物治疗方法

A 紫外线光疗是一种相对安全的非药物治疗方法。

目前，常用来治疗银屑病的主要光源是波长 311 ~ 313nm 的窄谱中波紫外线（NB-UVB），虽有不良反应，但可防可治，安全性上还是不错的。

主要不良反应
皮肤瘙痒、干燥、红斑、疼痛。

处理方法
每次照射后外涂润肤剂可预防或缓解症状。

照射剂量过大的不良反应
红斑、水肿、水疱。

处理方法
针对水疱可酌情口服糖皮质激素。

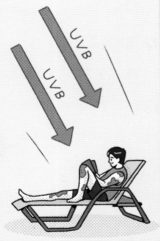

长期用 NB-UVB 治疗是否会增加皮肤肿瘤的风险

其实大可放心，至今还没有足够的证据能证明 NB-UVB 有这方面的风险[4]，不过长期治疗可能会出现光老化（皮肤老化）。

Q 银屑病治疗过程中，如何判断治疗是否有效

A 可参考以下治疗目标。

《中国银屑病诊疗指南（2023 版）》指出
银屑病的治疗目标如下 [1]。

01 控制及稳定病情，减缓疾病发展进程，

抑制皮损加重及瘙痒等。

02 避免疾病复发及加重，

减少药物近期与远期的不良反应。

03 控制与银屑病相关的并发症，减少共病发生。

04 改善患者生理、心理、社会功能，提高生活质量。

为了达成这些目标，《银屑病生物制剂达标治疗专家共识》指出，银屑病的达标治疗包括清除皮损、提高患者生活质量、筛查和管理银屑病共病、保障用药安全四个维度 [19]。完成上述四个维度，则可认为治疗有效。

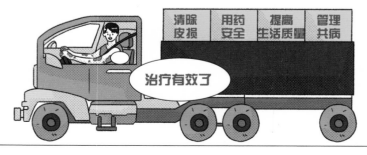

Q 银屑病治疗过程中，如何肉眼判断药物是否有效

A 如果你出现了以下这些变化，恭喜你，药物治疗起效了 [19]。

红斑变淡
甚至消退了

皮损表面的鳞屑变薄
甚至消失了

皮损变得
没那么湿润了

原本隆起的
皮损变平了

皮损的面积
缩小了

皮损的数量
变少了

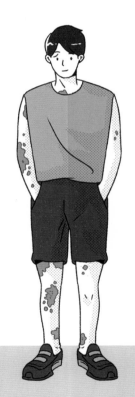

病变关节的肿胀和
疼痛减轻了

Q 银屑病治疗过程中，哪些指标可以判定药物是否有效

A 对于寻常型斑块状银屑病来说，以下 3 条满足其中 1 条就可以判断治疗有效 [19]。

	可接受目标	理想目标
BSA 评分	≤ 3%	≤ 1%
PASI 评分	达到 PASI-75 PASI ≤ 5 分	达到 PASI-90 PASI ≤ 3 分
PGA 评分	≤ 1 分	≤ 1 分

Q 如果药物治疗效果不好，应该如何调整治疗方案

A 需要根据病情和原本的用药情况来评估、调整治疗方案。

患者情况	原本的治疗方案	治疗方案调整建议
轻中度银屑病	外用药	● 增加外用药的品种 ● 提高药物强度
中重度银屑病	传统系统治疗	● 调整药物剂量 ● 更换药物品种 ● 加用紫外线光疗 ● 改用生物制剂
生物制剂治疗效果未达标	生物制剂	● 增加药物剂量 ● 缩短用药间隔 ● 联合用药 （如联合传统系统治疗） ● 更换其他类型的药物 [19]

第五节

如何长期管理银屑病

Q 哪些是银屑病好转的表现

A 不同类型的银屑病，好转时的表现有所不同。

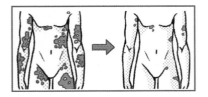

寻常型银屑病

皮损减轻，包括红斑变淡，由深红色变为淡红色或完全消退，表面鳞屑变薄或消失，皮损厚度变薄或与正常皮肤齐平，皮损面积缩小。

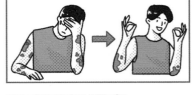

脓疱型银屑病

寒战、发热、关节疼痛、白细胞增多等全身中毒症状有所缓解，红斑、脓疱、脱屑减轻，皮损面积减小。

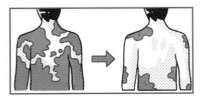

红皮病型银屑病

全身红斑肿胀减轻、脱屑减少、皮损面积减小。

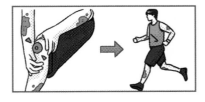

关节病型银屑病

除了皮损减轻以外，病变关节的红肿也在减轻，甚至消退，疼痛感减轻，关节功能有改善。

Q 银屑病需要长期用药吗

A 需要长期用药。

银屑病患者都知道，银屑病病因复杂，临床上呈慢性病程，具有反复复发的特点，难以根治。

目前治疗的目标是提高生活质量、减少复发和延长缓解期。因此本病的治疗是个长期的过程。

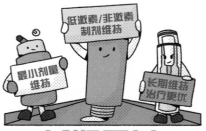

外用药治疗

建议根据皮损受累的部位，非面部及皮肤皱褶部位可先使用适当效价的糖皮质激素缓解症状，然后逐步降低激素效价，或改为非激素类制剂维持治疗；面部及皮肤皱褶部位建议尽量选择非激素类药物。

传统系统治疗

通常起效较慢，用药过程中应注意定期监测药物的不良反应，如甲氨蝶呤用药过程中需要注意骨髓抑制及肝脏损伤。

生物制剂治疗

《银屑病生物制剂达标治疗专家共识（2023）》指出：

- 先使用 3~4 个月，达到皮损基本完全清除（PASI 90-100）的治疗目标。
- 再使用 6 个月保持治疗效果稳定，才能酌情考虑延长用药间隔或减量。

专家共识建议，应尽可能坚持长期使用，请勿自行停药、减药。

Q 银屑病好转后患者可以自行减量或停药吗

A 不建议自行减量或停药。

有些银屑病患者看到病情减轻了，就忍不住自行减量或停药，但该做法真的不可取。

银屑病症状好转后可以逐渐减少药物剂量来维持治疗，但这个过程应该在医生的指导下谨慎进行，因为贸然减量或停药可能导致病情复发。

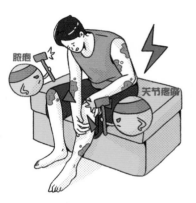

外用药治疗

糖皮质激素取得明显治疗效果后，应逐渐调整药物效价或减少使用次数，或改为非激素药物维持治疗。

传统系统治疗

建议听取医生建议。寻常型银屑病在治疗过程中（如环孢素），突然停药或快速减量可能诱发泛发性脓疱型银屑病等更严重的情况。

生物制剂治疗

指南推荐生物制剂使用 3~4 个月后评价是否实现达标，如达标，继续使用 6 个月以上，之后考虑停药或减量维持治疗。对于重症、顽固和发作频繁的患者，特别是伴有关节损害、对生活质量造成严重影响的情况，不建议停药，应尽可能长期维持治疗 [15]。

Q 银屑病治疗效果不好应该怎么办

A 导致治疗效果不好的因素有很多，不要轻易放弃。

有些银屑病患者发现治疗效果不好，病情出现复发或者加重，会觉得是药物没用。

其实不是的，这里面藏着患者容易忽略的因素，如合并感染、精神紧张、吸烟、酗酒；还有某些患者自己随意停药、减药、不规律用药。另外也存在治疗时间长、药物疗效减弱等原因。

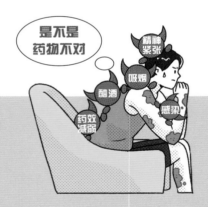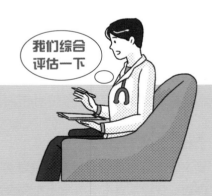

这时需要医生做一个综合评估，分析可能存在的影响因素，给予针对性治疗。必要时可以调整药物剂量或更换治疗方案。

- 外用药治疗失效：可考虑调整药物种类或效价；或在非激素药物基础上加用糖皮质激素治疗。
- 传统系统药物治疗失效：可考虑使用生物制剂。
- 生物制剂治疗失效：可考虑重新启动密集期治疗或更换治疗靶点。

Q 如果停药会有什么后果

A 银屑病患者不可自行停药。

如果自行停药，很容易让银屑病死灰复燃，甚至导致病情反弹。

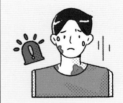

第一级

可能导致银屑病复发。

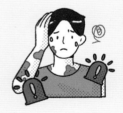

第二级

不仅导致病情复发或加重，还可能转变疾病类型，由普通的寻常型银屑病升级为病情更凶险的脓疱型或红皮病型银屑病。

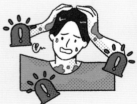

第三级

如进一步控制不佳，可能出现银屑病关节炎、心血管疾病等共病。

因此，即使是病情好转的轻中度银屑病患者，停用外用药治疗也应循序渐进，逐渐停药，以防病情反弹。

Q 银屑病治疗久了，会搞垮身体吗

A 不会。

尽管现有的治疗方法可能存在一定的不良反应（如传统系统治疗药物），但经过合理规范治疗（如生物制剂药物），不仅能够减轻银屑病的严重程度，还可有效地控制共病，同时最大程度降低治疗的不良反应，提高患者的生活质量和整体健康水平。

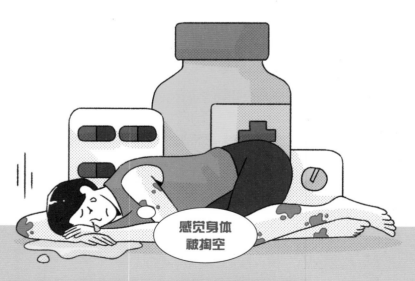

感觉身体被掏空

所以银屑病患者切不可因噎废食，由于担心治疗的不良反应而消极治疗。

Q 银屑病疗效时好时坏，是耐药了吗

A 不一定。

银屑病患者都知道，银屑病是一种慢性、复发性、炎症性皮肤病，病情波动是常态。导致疗效时好时坏的原因可能是：药物疗效下降、治疗不规范、出现诱发和加重的因素等。

当疗效时好时坏时，需要与医生一起寻找原因，针对具体情况进行治疗方案调整，不要自己认为耐药而自行换药或停药，否则将影响疗效和整体健康。

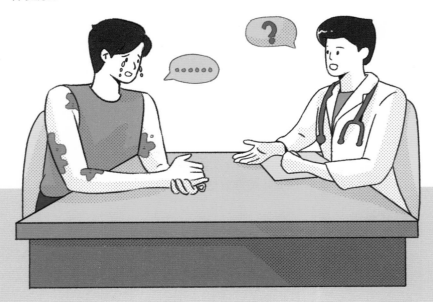

第六节

银屑病
复发了
怎么办

Q 如何判断银屑病是否复发

A 银屑病复发是比较容易判断的，因为能"看得见"。

银屑病类型		"看得见"的复发情况
寻常型银屑病		• 皮损颜色变深 • 皮损面积变大 • 脱屑变多、变厚 • 斑块湿度变多、变厚
关节病型银屑病		• 皮损更严重 • 关节更红、更肿 • 关节更痛 • 关节运动不适、受限
升级为红皮病型银屑病		• 全身出现红斑，皮损变湿、变肿胀 • 有很多糠秕状鳞屑 • 伴随发热、淋巴结肿大
升级为脓疱型银屑病		• 红斑基础上出现大量脓疱 • 伴随寒战、发热、白细胞增多

Q 为什么会复发

A 银屑病复发往往是原皮损部位"卷土重来"。

导致银屑病复发的诱发因素有很多。

这可能不是你的问题

感冒、精神心理压力、治疗多年药物
疗效减弱、外伤、产后性激素改变、
肥胖等代谢性疾病。

有可能是你的问题

酗酒、吸烟、熬夜、自行减量停药、
使用可能诱发银屑病的药物（如美托
洛尔、锂剂、羟氯喹、干扰素、咪喹
莫特、特比萘芬、四环素类）。

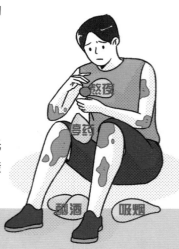

科学的解释是原皮损部位存在免疫记忆，与记忆性 T 细胞的亚群 TRM
有关，在各种诱因的刺激下，TRM 细胞快速识别抗原、诱导炎症反应，
从而导致银屑病复发 [20]。

Q 哪些情况会导致银屑病复发

A 导致银屑病复发的因素很多，如环境因素、不恰当的药物治疗。

环境因素 [5,20]

- 感染，如点滴状银屑病发病常与咽部急性链球菌感染有关
- 睡眠不足、精神紧张、应激事件
- 外伤手术
- 妊娠
- 肥胖
- 酗酒、吸烟

不恰当的药物治疗 [20]

- 听信偏方
- 自行减量或停药
- 维持治疗不够
- 某些药物作用等

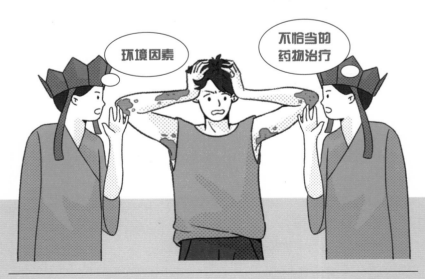

Q 肥胖人群会更容易复发吗

A 是的。

研究表明，肥胖是银屑病病程进展和复发的重要诱因，减肥和体育锻炼可缓解银屑病的严重程度，减少复发[20]。

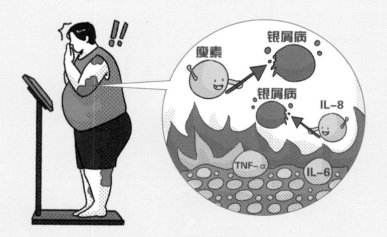

背后的原理是白色脂肪组织中的炎症因子（如 TNF、IL-1、IL-6 和 IL-8）及促炎脂肪细胞因子（瘦素、抵抗素）过度释放，抗炎脂肪细胞因子（脂联素）分泌减少，使肥胖患者体内建立了一种全身性的轻度炎症状态。

有人利用咪喹莫特诱导的银屑病小鼠模型研究发现，肥胖小鼠的皮肤中 IL-17A 和 IL-22 的表达水平更高，这两种细胞因子都是银屑病发病机制中的重要介质。

Q 银屑病复发前有什么征兆

A 有些银屑病患者在复发前会出现感染，特别是上呼吸道感染症状。

上呼吸道感染后，皮损的瘙痒症状加重，原有皮疹颜色变得更红，浸润感更明显，鳞屑增多，或出现新发皮疹。

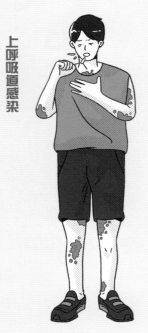

上呼吸道感染

复发征兆

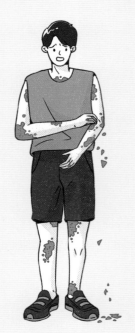

复发征兆

Q 复发是因为用的药物无效了吗

A 不一定。

用了药依然复发，有可能是药物的原因，也有可能是其他原因。

可能是药物的原因

治疗多年，药物疗效减弱，人体已经对这些药物产生了耐受，这种情况需要在医生的建议下换药或改变治疗方式。

可能是患者的原因

不规范用药（如自行减量、停药），迷信民间偏方、秘方等。

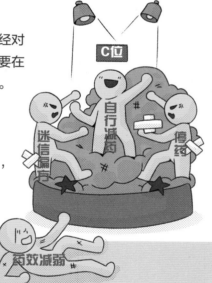

除此之外，导致复发的因素还有很多，如感染、外伤、吸烟、酗酒、生活作息不规律、精神压力大、情绪紧张，这里的每一个因素都能将"复发"带到患者面前，而不仅是药物的问题。

Q 银屑病复发后要如何处理

A 遇事不要慌，首先得了解是哪一种因素导致银屑病复发的，并纠正过来。

我们可以从环境因素入手有针对性地积极处理

如抗感染治疗、积极处理外伤、戒烟戒酒、停用可能加重银屑病的其他药物、调整生活方式、控制体重。

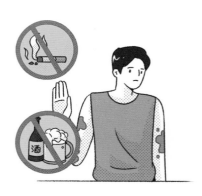

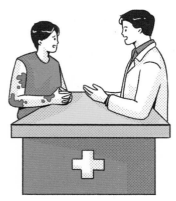

同时也要积极与医生沟通遵医嘱及时调整治疗方案

调整原有药物的剂量、强度和给药频率：如将中效激素糠酸莫米松乳膏改为强效激素卤米松乳膏。

必要时更换药物种类：如单用卡泊三醇软膏治疗复发时，可加用卤米松乳膏。

改变治疗方式：如外用药改为口服药，口服药物改为生物制剂等。

Q 如何才能让银屑病不复发

A 想要让银屑病不复发，那就要严格遵医嘱，听医生的话。

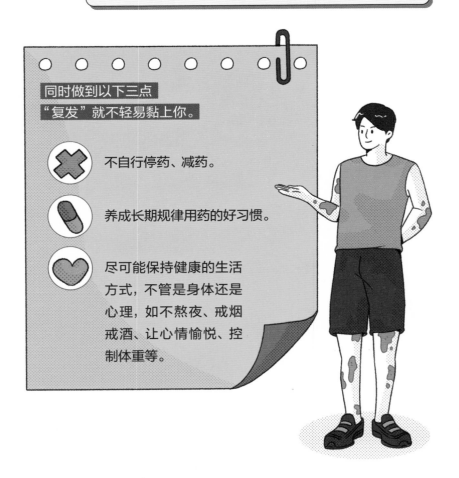

同时做到以下三点
"复发"就不轻易黏上你。

不自行停药、减药。

养成长期规律用药的好习惯。

尽可能保持健康的生活方式，不管是身体还是心理，如不熬夜、戒烟戒酒、让心情愉悦、控制体重等。

Q 银屑病复发后要换药吗

A 根据具体情况而定。

导致银屑病复发的因素很多，如果是与病情和药物相关的话，得先咨询医生，根据自己的实际情况来调整用药方案。

原治疗方案	复发后可考虑的调整方案
外用药 **紫外线光疗** **传统系统治疗**	● 重新开始原药物治疗、调整药物剂量 ● 更换药物品种 ● 考虑使用生物制剂
生物制剂	● 局部叠加外用药物、紫外线光疗或传统系统药物治疗 ● 继续维持治疗方案，必要时可以重启生物制剂密集期治疗 ● 如再次复发，原有生物制剂不能控制，需要在专科医生处进行病情评估，根据病情选择更换合适的生物制剂。

Q 为什么不建议随意换药

A 不建议随意换药（尤其是生物制剂），因为这样做弊大于利。

01 适合别人的不一定适合自己，换药未必能提高疗效。

02 每种药物都有对应的治疗周期和方案，随意换药可能会增加医疗费用。

03 现有的生物制剂种类有限，随意转换可能减少了未来的治疗选择。

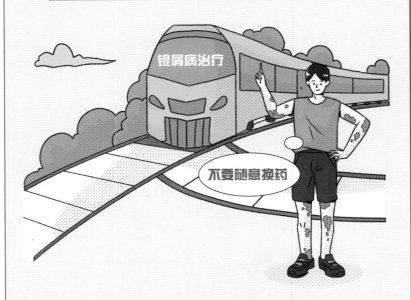

银屏病治疗

不要随意换药

不应轻易放弃一个有效且可以耐受的药物！

什么情况下需要换药

A 换药这件事，可不是像听歌这么简单，想换就换。

如果出现以下两种情况，建议考虑换药。
- 原先的治疗药物不能很好地控制病情
- 出现了难以耐受的不良反应

来看看下面几个不同治疗类型的例子。

接受外用非激素药物的患者

如出现病情反复等情况，可考虑改用糖皮质激素外涂。

接受传统系统药物治疗的患者

疗效丧失或出现难以耐受的不良反应，可考虑改用生物制剂治疗。

接受中药 / 中成药治疗的患者

在出现肝损伤等不良反应时，应及时换药。

接受生物制剂治疗的患者

与抗药物抗体有关的疗效衰减，可转换为靶分子相同或不同的药物；原发性治疗失败，则应转换为靶分子不同的药物[15]。

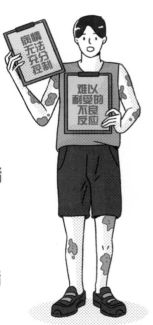

第七节

指甲、头皮、生殖器等部位的银屑病应该如何治疗

Q 头皮银屑病的治疗方法有哪些

A 头皮银屑病的治疗方法包括外用药、皮损内注射、物理光疗和系统治疗，每一种治疗方法都有其独特的优势。

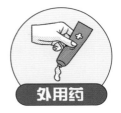

外用药

最常用的是外用糖皮质激素，如要增加激素的渗透性，可联合含焦油和水杨酸的洗发水使用；如要长期使用，则可联合卡泊三醇和他卡西醇，其作用弱于激素，但长期安全性好。

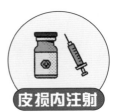

皮损内注射

针对局部顽固或增厚的皮损，可于皮损内注射糖皮质激素，如曲安奈德混悬液。

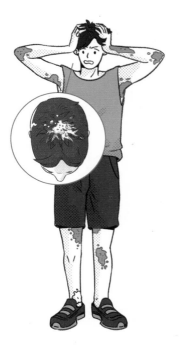

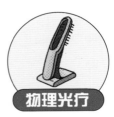

物理光疗

为减少头发遮挡的影响，可使用中波紫外线（UVB）光疗梳或308nm 准分子激光治疗。

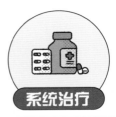

系统治疗

当外用药或皮损内注射无效，可考虑使用系统口服药物和生物制剂[4]。

Q 甲银屑病的治疗方法有哪些

A 甲银屑病的治疗方法包括外用药、皮损内注射、光疗和系统治疗。

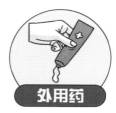
外用药

首选强效或超强效糖皮质激素，如丙酸氯倍他索，连续使用不超过 12 周，也可使用其他外用药，包括卡泊三醇软膏、他扎罗汀乳膏、他克莫司软膏等。

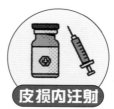
皮损内注射

常使用曲安奈德混悬液，在近端甲皱襞处进针，相对比较痛，短期内会有感觉异常。

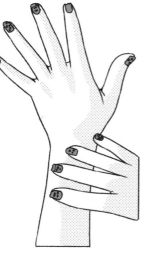

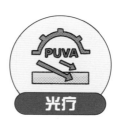
光疗

可选择紫外线补骨脂素疗法（PUVA）和脉冲染料激光治疗。

系统治疗

传统的系统治疗，如甲氨蝶呤或环孢素有一定疗效；生物制剂和小分子药物效果显著，此类药物包括 TNF-α 抑制剂、IL-17 抑制剂、IL-23 抑制剂、PDE4 抑制剂和 JAK1/3 抑制剂 [4]。

Q 胸部、腋下部位银屑病的治疗方法有哪些

A 胸部、腋下等皱褶部位的银屑病属于反向型银屑病。这些部位较为特殊，比其他部位更难处理。在治疗时应保持局部干爽、清洁。

治疗方法包括外用药、物理光疗、系统治疗。

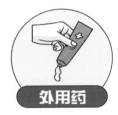

外用药

急性期时首选弱效、中效糖皮质激素，如地奈德乳膏或丁酸氢化可的松乳膏，2～4周后改为钙调磷酸酶抑制剂维持治疗，如 0.03% 他克莫司软膏或 1% 吡美莫司乳膏，疗程一般为 8 周。

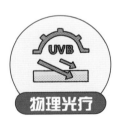

物理光疗

如果上述外用药无效，可采用中波紫外线（UVB）或 308nm 准分子激光联合他克莫司软膏治疗。

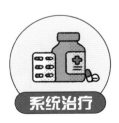

系统治疗

同时出现其他类型的银屑病，或病情严重影响患者的生活质量时，可采取与寻常型银屑病相似的系统治疗，包含系统口服药物和生物制剂 [4]。

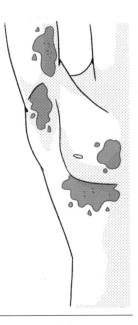

Q 生殖器银屑病的治疗方法有哪些

A 生殖器银屑病属于反向型银屑病，由于这个部位私密特殊，对患者的生活质量影响更大。往往根据病情严重程度确定治疗方案。

轻中度生殖器银屑病

一线治疗（即广泛治疗方案）

外用弱效或中效糖皮质激素、钙调磷酸酶抑制剂，如他克莫司或吡美莫司、维生素 D 衍生物（如卡泊三醇）。

采用这个方案需要注意的事项如下。

- 糖皮质激素疗效显著，但有不良反应，应短期使用，通常为 2 ~ 4 周。
- 钙调磷酸酶抑制剂可作为维持疗法且使用时间更长。
- 维生素 D 衍生物也可作为激素的替代治疗，但在疗效和不良反应方面均不如钙调磷酸酶抑制剂。

二线治疗（当一线治疗效果不佳时选择）

外用 PDE-4 抑制剂、煤焦油制剂和润肤剂。

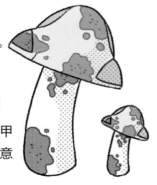

顽固性或中重度生殖器银屑病

可考虑使用生物制剂，或传统系统治疗，如甲氨蝶呤和环孢霉素，使用传统系统治疗应注意其不良反应[21]。

第八节

应该如何治疗银屑病关节炎

Q 治疗银屑病关节炎应该去哪个科室

A 很多朋友看到银屑病，第一时间的反应是去"皮肤科"，但其实银屑病关节炎属于风湿病，应去"风湿免疫科"就诊。

如果患者除了有银屑病关节炎外，
还有其他不适情况出现，那就需要多科室共同诊疗。

01 银屑病皮损情况比较严重，

需要风湿免疫科与皮肤科合作。

02 伴发代谢综合征、心血管疾病等共病，

需要心内科、内分泌科等相关科室协助诊治。

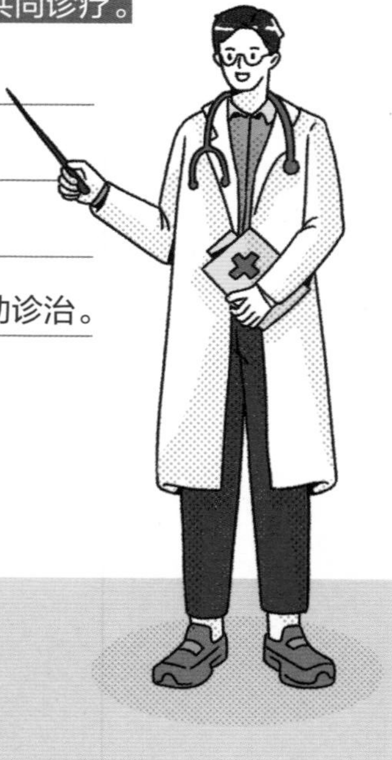

**总之，
银屑病关节炎是需要
多个科室来共同管理的疾病。**

Q 如何治疗银屑病关节炎

A 想要治疗银屑病关节炎，主要从以下三个方面出发。

01 "三早"，即早发现、早诊断、早治疗
要尽快控制症状、防止关节损伤、延缓病情发展。

02 分层治疗
治疗前：评估疾病活动性、伴发疾病，筛查感染性疾病等影响药物治疗的因素。
治疗时：根据银屑病关节炎的临床分型、分级合理选择药物。
治疗后：定期评估疾病活动度、监测药物不良反应，及时调整治疗方案，以实现达标治疗。

03 多科室协作，重视共病的共同诊治
银屑病关节炎患者常会伴有肥胖、代谢性疾病、心血管疾病等共病，以及心理状态的改变，在控制关节和关节外症状的同时，也需要关注以上共病的治疗。

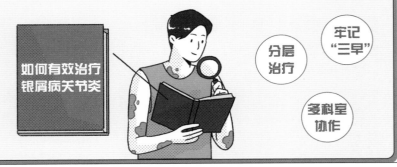

Q 银屑病关节炎的治疗方法和常用药物有哪些

A 详见以下内容。

一般治疗

适当休息，避免劳累和关节损伤，减轻负重，适当做一些关节锻炼。

药物治疗

非甾体抗炎药

适用于轻中度活动性关节炎，可快速、有效缓解关节肿痛症状，但对皮损和关节破坏无效。

传统 DMARDs

- 对外周关节炎具有一定疗效，可抑制病情进展，延缓关节破坏，但起效较慢。
- 以外周关节炎为主伴有皮损的银屑病关节炎患者，可首选甲氨蝶呤。
- 还有其他选择，如有来氟米特、柳氮磺吡啶、环孢素。

IL-17A 抑制剂：对关节炎、附着点炎、皮损有效。

IL-12/23 抑制剂：对外周关节炎、附着点炎和指 / 趾炎有一定疗效。

TNF-α 抑制剂：改善患者关节炎和皮肤病变，对中轴型和外周型关节炎均有效。

抗 T 细胞特异性生物制剂：阿巴西普可改善关节症状，作为其他生物制剂治疗失败后的备选药物。

可用于治疗外周关节炎、附着点炎、指 / 趾炎。

局部注射治疗

注射糖皮质激素可缓解局部关节症状。

物理治疗和康复

- 包括热疗、水疗以及运动疗法等。
- 适当的抵抗运动对疼痛可能有一定疗效。
- 运动和物理治疗在银屑病关节炎的整体管理中具有潜在作用，但这方面的研究较少 [22]。

Q 哪些药物既能治疗银屑病，又能治疗银屑病关节炎

A 对于被皮损和关节炎双重夹击的银屑病患者来说，应该很想知道有哪些药能"一箭双雕"！
不急，马上来告诉你。

传统 DMARDs

治疗药物	治疗效果
甲氨蝶呤	作用于以外周关节炎症状为主，伴有皮损的情况
来氟米特	● 改善银屑病关节炎患者的关节症状 ● 阻止关节病变的影像学进展 ● 对甲氨蝶呤不耐受或治疗无效的患者可换用
环孢素	● 主要用于银屑病皮损 ● 可用于甲氨蝶呤治疗不佳且伴皮损的银屑病关节炎患者

生物制剂

治疗药物	治疗效果
IL-17A 抑制剂	
IL-12/IL-23 抑制剂	均可改善银屑病关节炎的关节症状和皮损
TNF-α 抑制剂	

小分子靶向合成药

治疗药物	治疗效果
JAK 抑制剂	可用于治疗外周关节炎、附着点炎、指 / 趾炎，对银屑病皮损也有一定疗效

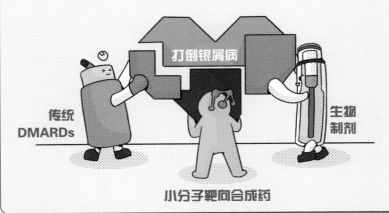

参考文献

[1] 中华医学会，中华医学会杂志社，中华医学会皮肤性病学分会，等．银屑病基层诊疗指南（2022 年）[J]．中华全科医师杂志，2022，21(8):705-714.

[2] Zhang P，Wu MX. A clinical review of phototherapy for psoriasis[J]. Lasers Med Sci，2018，33(1):173-180.

[3] 杨宝琦，赵娜，张福仁．银屑病光疗和光化学疗法的研究进展 [J]．中华皮肤科杂志，2005，38(3):195-197.

[4] 中华医学会皮肤性病学分会银屑病专业委员会．中国银屑病诊疗指南（2023 版）[J]．中华皮肤科杂志，2023，56(7):573-625.

[5] 中华医学会皮肤性病学分会银屑病专业委员会．中国银屑病诊疗指南（2018 完整版）[J]．中华皮肤科杂志，2019，52(10):667-710.

[6] 王刚．重视银屑病的规范治疗 [J]．实用皮肤病学杂志，2018，11(5):257-258.

[7] 中国中西医结合学会皮肤性病专业委员会．卤米松乳膏临床应用专家共识 [J]．中国中西医结合皮肤性病学杂志，2019，18(3):272-274.

[8] Nakamura M，Farahnik B，Bhutani T. Recent advances in phototherapy for psoriasis[J]. F1000Res，2016.

[9] 中国医师协会皮肤科医师分会中西医皮肤科亚专业委员会．中成药治疗寻常性银屑病专家共识 (2014)[J]．中华皮肤科杂志，2014，47(3):215-216.

[10] 吴凯．治疗银屑病中药的临床应用．天津药学，2001，13(3):58-59.

[11] WARREN RB，GRIFFITHS CE. Systemic therapies for psoriasis: methotrexate，retinoids，and cyclosporine[J]. Clin Dermatol，2008，26(5):438-447.

[12] 陈雪．银屑病的系统治疗 [EB/OL].(2015-02-06) [2024-05-28]. http://bk.cnpharm.com/zgyyb/2015/02/06/291594.html.

[13] WARREN RB，GRIFFITHS CE. Systemic therapies for psoriasis methotrexate，retinoids，and cyclosporine[J]. Clin Dermatol，2008，26(5):438-447.

[14] DAVE R，ALKESWANI A. An Overview of Biologics for Psoriasis[J]. J Drugs Dermatol，2021，20(11):1246-1247.

[15] 中华医学会皮肤性病学分会，中国医师协会皮肤科医师分会，中国中西医结合学会皮肤性病专业委员会．中国银屑病生物制剂治疗指南（2021）[J]．中华皮肤科杂志，2021，54(12):1033-1047.

[16] 何焱玲，苏日娜．治疗银屑病生物制剂靠谱吗？ [N]．家庭医生报，2020-8-3(006).

[17] 杨阳，史冬梅．银屑病生物制剂治疗的不良反应及应对策略 [J]．皮肤性病诊疗学杂志，2023，30(4):366-371.

[18] 吴迪，李忻红，韩首章．中西医结合治疗寻常型银屑病的 Meta 分析 [J]．中医临床研究，2023，15(17):130-135.

[19] 中华医学会皮肤性病学分会银屑病专业委员会. 银屑病生物制剂达标治疗专家共识 [J]. 中华皮肤科杂志，2023，56(3):191-203.

[20] 刘晓涵，晋红中. 银屑病复发的危险因素及机制 [J]. 协和医学杂志，2022.

[21] HONG JJ，MOSCA ML，HADELER EK，et al. Genital and Inverse/Intertriginous Psoriasis An Updated Review of Therapies and Recommendations for Practical Management[J]. Dermatol Ther (Heidelb)，2021，11(3): 833-844.

[22] PERROTTA FM，SCRIFFIGNANO S，BENFAREMO D，et al. New Insights in Physical Therapy and Rehabilitation in Psoriatic Arthritis: A Review[J]. Rheumatology and Therapy. 2021，8(2):639-649.

04

生物制剂使用攻略

第一节

生物制剂
入门知识

Q 什么是生物制剂

A 生物制剂是通过现代生物技术，从人体、动物或微生物等活体中生产的新型药物。

它的出现，使很多过去难以治疗的病变得更容易治疗，从而极大地改善了患者的生活质量。用来治疗银屑病的生物制剂属于单克隆抗体类，它能够与人体的某些特定蛋白或细胞结合，从而发挥治疗作用[1, 2]。

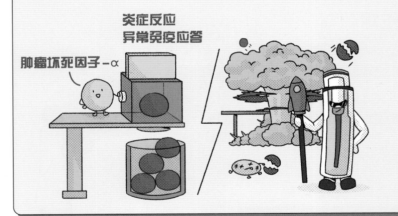

美国食品与药物管理局（FDA）在2004年批准依那西普用于治疗银屑病关节炎和中重度银屑病。自此，越来越多的科学家加入银屑病生物制剂治疗的研究中，越来越多的生物制剂通过了用药审批。

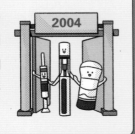

生物制剂治疗银屑病的效果如何

A 效果不错。

中重度慢性斑块状银屑病患者，分别用生物制剂和传统口服药物进行治疗，从研究数据上看，前者能更快或者更大程度地改善病情。

生物制剂 获得 PASI-90 应答

IL-17A 抑制剂 治疗 16 周

87% [4]

IL-23 抑制剂 治疗 16 周

73% [4]

传统治疗 获得 PASI-75 应答

甲氨蝶呤 治疗 16 周

60% [3]

环孢素 治疗 16 周

71% [3]

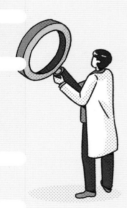

为此，《中国银屑病生物制剂治疗指南（2021）》也作出了相应调整，将"疗效满意"的标准从原来的 PASI-75，提高到了 PASI-100（完全清除皮损）或 PASI-90 [5]。

Q 生物制剂是如何起作用的

A 用于治疗银屑病的生物制剂是单克隆抗体类，具有靶向性，能够像生物导弹一样瞄准，并且击中那些在患者身体里"捣乱"，引发银屑病的细胞因子。

IL-12/23

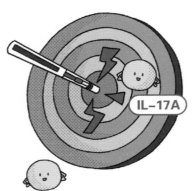

IL-17A

TNF-α

司库奇尤单抗、依奇珠单抗
以 IL-17A 为靶点

乌司奴单抗、古塞奇尤单抗
以 IL-12/23 为靶点

依那西普、英夫利西单抗和阿达木单抗
以 TNF-α 为靶点

总体上，随着医学界对银屑病发病机制的研究越来越深入，生物制剂不仅能"瞄"得越来越准，疗效越来越高，还大大降低了对患者整体免疫功能的影响，安全性也在不断提高。

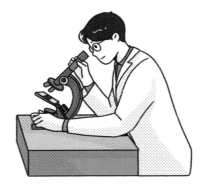

早期使用生物制剂是否能够提高治疗效果

A 可以。

早期使用生物制剂，对清除皮损、控制关节病变和治疗共病都具有很重要的意义。

当皮损的清除效果不好时
中重度斑块状银屑病患者用传统治疗出现治疗无效、失效、无法耐受，或疾病已经严重影响到生活质量时，应该考虑用生物制剂来提高治疗效果[5]。

当银屑病导致关节出现早期病变时
可能引发多关节受累、功能严重受限等更严重的关节问题，应尽早使用生物制剂，防止关节病变进展，使关节功能得以快速恢复[6]。

当患者患上共病时
银屑病是一种系统性炎症性疾病，可能伴有心血管疾病、代谢综合征等共病，生物制剂治疗可预防或逆转与银屑病共病有关的炎症损害[7]。

清除皮损　　控制关节病变

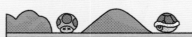
治疗共病

生物制剂应该早用还是晚用

 建议能早用尽量早用。

目前，指南推荐可以一线启用生物制剂的情况如下。

中重度斑块状银屑病患者

符合中重度斑块状银屑病诊断且没有应用禁忌的患者，可以直接启用生物制剂，不需要经过使用传统治疗方式一段时间后才使用生物制剂的过程。

如果患者符合上述情况，尽早用生物制剂，对于治疗银屑病、控制共病，甚至减少记忆性细胞TRM 的产生、减少复发，都是有好处的。

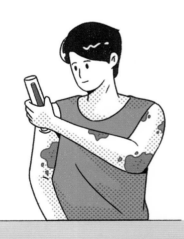

如果患者病情比较轻，治疗要求强烈，也可以考虑使用生物制剂；但在早期就采用生物制剂，治疗的成本可能比较高，对于有经济压力的患者来说未必合适。

哪些人适合使用生物制剂

A 相信很多人了解到，生物制剂是个不错的治疗选择。其中，病情严重、合并关节病变或显著共病的银屑病患者，更适合使用生物制剂。

既往治疗疗效不佳

既往治疗方式无效、失效或无法耐受的，适用生物制剂。

特殊部位有症状

伴有头皮、指甲、掌跖等特殊部位银屑病，以及伴有多关节受累、功能严重受损的外周关节炎患者，适合使用生物制剂，可避免关节病变进展，减少致残风险。

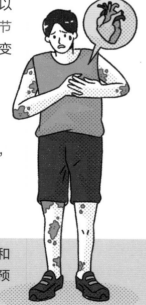

严重影响生活质量

疾病严重影响日常生活、社交、工作的患者，适合使用生物制剂。

有发生共病的可能

银屑病是系统性炎症性疾病，心血管等疾病和银屑病有共同的发病机制，使用生物制剂可预防或逆转共病进展。

Q 哪些人不适合使用生物制剂

A 生物制剂也有适应证，如有以下情况不适合使用。

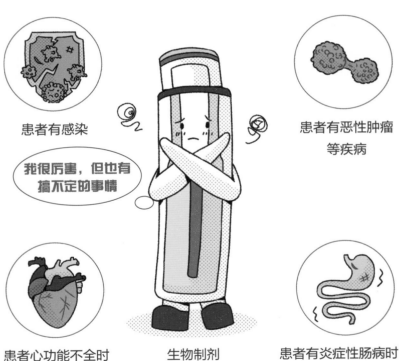

患者有感染

我很厉害，但也有搞不定的事情

患者有恶性肿瘤等疾病

患者心功能不全时不能用肿瘤坏死因子-α(TNF-α)抑制剂

生物制剂

患者有炎症性肠病时不适合用白介素17A(IL-17A)抑制剂[5]

Q 生物制剂进医保了吗

A 从国家基本医疗保险、工伤保险和生育保险药品目录（2022 年）[8,9] 来看，下表中的这些生物制剂已经进入医保。

药名	医保类别	备注
司库奇尤单抗	乙类	限符合系统治疗或光疗指征的中度至重度斑块状银屑病成年及体重≥50kg 的 6 岁以上儿童患者
依奇珠单抗	乙类	用于治疗符合系统治疗或光疗的中度至重度斑块状银屑病成人患者
乌司奴单抗	乙类	适用于对环孢素、甲氨蝶呤或 PUVA 疗法等其他系统治疗不应答、有禁忌或无法耐受的成年中重度斑块状银屑病患者
古塞奇尤单抗	乙类	限适合系统性治疗的成人中重度斑块状银屑病患者
依那西普	乙类	限成人重度斑块状银屑病患者
阿达木单抗	乙类	/
英夫利西单抗	乙类	限对系统性治疗无效、禁忌或不耐受的重度斑块状银屑病患者，应按说明书用药

甲类药物报销比例：100% 乙类药物报销比例：部分报销（具体报销比例由各地区政策和个人医保类型决定）丙类药物报销比例：0%

Q 使用生物制剂多久能见效

A 不同生物制剂治疗银屑病的起效时间是不一样的。

临床数据显示，生物制剂最快 2 ~ 4 周就可起效，3 个月左右能达到皮损大部分清除（PSAI 75 应答率 77.1% ~ 81.6%）[4]。

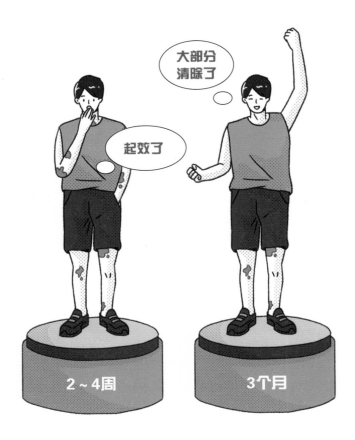

Q 使用生物制剂疗效能维持多久

A 可以根据"药物生存期"来评估。

药物生存期指的是生物制剂的坚持率或持续时间，患者停药越晚，药物生存期也就越长。有研究显示，随访 18 个月时，很多生物制剂的累积药物生存期可以超过 80%[10]。

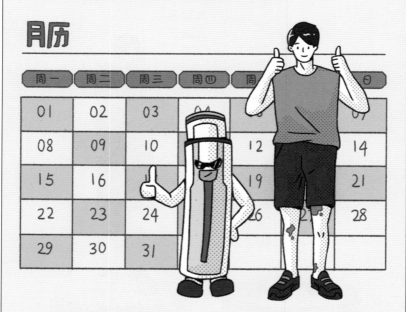

月历

周一	周二	周三	周四	周		日
01	02	03	04			07
08	09	10		12		14
15	16			19		21
22	23	24		26		28
29	30	31				

另外，长期来看，临床数据证明使用生物制剂 5 年以上能维持长期疗效。以司库奇尤单抗的 5 年临床研究为例，5 年 PASI 评分相对于基线平均改善约 90%[11]。

生物制剂有哪些常见的不良反应

 不良反应如下。

生物制剂常见的共同不良反应如下。

- 严重感染，如败血证和肺炎。
- 乙肝、丙肝和人类免疫缺陷病毒再激活。
- 间质性肺病。
- 恶性肿瘤。

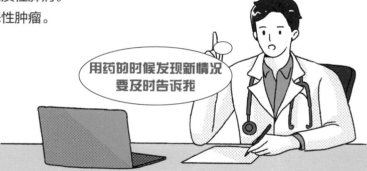

用药的时候发现新情况要及时告诉我

不同的生物制剂还有各自的重要不良反应。

- TNF-α 抑制剂依那西普、英夫利西单抗、阿达木单抗：可引起结核再激活、狼疮综合征。
- IL-12/23 抑制剂：可引起主要心血管不良事件，如心肌梗死。
- IL-17A 抑制剂：可引起湿疹样皮损、皮肤黏膜念珠菌感染、炎症性肠病[12]。

使用生物制剂之前要做常规体检，筛查潜伏感染和其他禁忌证，保障用药安全。

Q 用生物制剂可以根治银屑病吗

A 目前所有药物都不能根治银屑病，即使是生物制剂，也做不到根治。

生物制剂具有特异性高、见效快、疗效好、不良反应少等优点 [13]，但也不能改变银屑病的慢性、复发性特征，停药后多久复发取决于个人体质。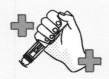

导致银屑病发生和加重的 T 细胞会在人体内驻留，变成"记忆 T 细胞"产生 IL-17 等靶点。生物制剂能有效抑制 IL-17 等靶点，但无法清除 T 细胞，所以会导致银屑病复发。

不过，尽早启用和长期使用生物制剂，都能抑制"记忆 T 细胞"发育，可有效预防及延缓银屑病复发。

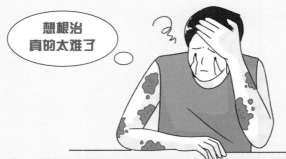

所以要坚持用药，不能放弃治疗！

Q 用生物制剂会长胖吗

A 不会。

以白介素 –17A 抑制剂（司库奇尤单抗等）为例，在实际应用中，尚未发现患者体重发生明显增加[15]。有研究还发现，使用生物制剂患者甚至会出现轻微体重下降现象[16]。

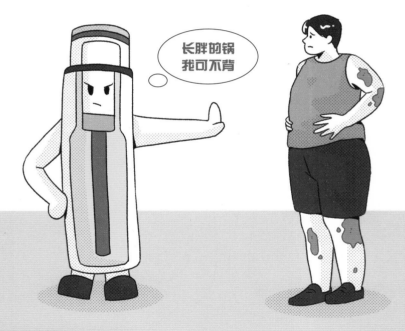

就目前研究来看
使用生物制剂和引起肥胖两者之间
没有明显的相关性

Q 用生物制剂会导致月经不调吗

A 无明确证据。

国内常用的 7 种银屑病生物制剂，包括英夫利西单抗、依那西普、阿达木单抗、司库奇尤单抗、依奇珠单抗、乌司奴单抗、古塞奇尤单抗的药品说明书中都没有提到引发月经不调的情况。

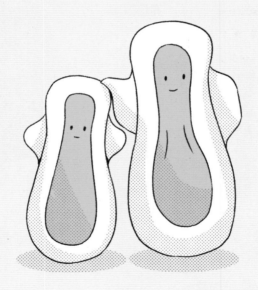

所以，关于"生物制剂治疗银屑病会引起月经不调"这个观点，目前并没有有力证据加以证明。

使用生物制剂会有依赖性吗

 不存在依赖性。

药物依赖性

指的是长期或反复应用某种药物产生精神或躯体上的依赖，持续地或周期地渴望重复应用该种药物的现象。

生物制剂在停药后，疗效会逐渐丧失，最终导致银屑病复发，并不存在上文所说的"药物依赖性"。

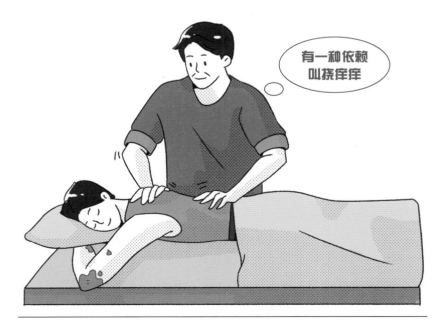

第二节

什么情况适合使用生物制剂

Q 中度银屑病可以使用生物制剂吗

A 可以。

在国内上市的银屑病生物制剂中，除了英夫利西单抗以外，其他几种药物都可以用于治疗中度银屑病，但不同药物具体的适应证是有区别的。

- 司库奇尤单抗：适用于治疗符合系统治疗或光疗指征的中度至重度斑块状银屑病成年及6岁以上儿童患者。
- 依奇珠单抗：适用于治疗符合系统治疗或光疗的中度至重度斑块状银屑病成年患者。
- 乌司奴单抗：适用于对环孢素、甲氨蝶呤（MTX）等其他系统治疗或PUVA（补骨脂素和紫外线A）不应答、有禁忌或无法耐受的中重度斑块状银屑病成年患者。
- 古塞奇尤单抗：用于适合系统治疗的中度至重度斑块状银屑病成年患者。
- 依那西普：适用于18岁及18岁以上中度至重度斑块状银屑病成年患者。
- 阿达木单抗：用于适合系统治疗的中度至重度斑块状银屑病成年患者。

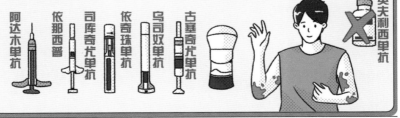

Q 有结核能使用生物制剂吗

A 生物制剂中，TNF-α 抑制剂可能引起结核再激活，其他生物制剂再激活结核的风险比较低，但用药前依然建议先做结核病的筛查和评估。

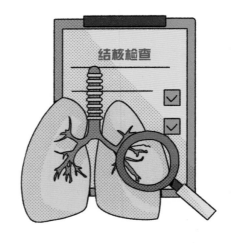

结核检查

一般银屑病患者可能检出几种结核病状态，包括活动性结核病、非活动性结核病和结核潜伏感染，治疗方案会根据检测结果制订。

类型	能否使用生物制剂	注意事项
活动性结核	禁用	及时转诊至专科医院治疗结核
非活动性结核 结核潜伏感染	接受预防性抗结核治疗 4 周后可开始生物制剂治疗	在使用生物制剂后第 3、6 个月复查，此后每半年复查一次，直至停药后 3 个月[5]

Q 有乙肝能使用生物制剂吗

A 如果患者本身有 HBV（乙型肝炎病毒）感染，各种生物制剂在再激活 HBV 上都有中高风险。

不管选用哪一种生物制剂，都要常规筛查"乙肝两对半"，必要时还要检测 HBV-DNA 拷贝数，按照检测结果来决定能否使用生物制剂 [5]。

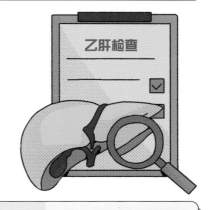

结果	患者情况	能否使用生物制剂
阴性	无 HBV 感染	能
阳性	慢性 HBV 感染（活动性感染）HBV-DNA 高度复制（>10⁴ 拷贝 /mL）或肝功能异常	不能
	慢性 HBV 感染（非活动性感染）HBV-DNA 轻度复制（10³~10⁴ 拷贝 /mL）和肝功能正常	能要综合考量（必要时在生物制剂治疗前 1~2 周及治疗后 6~12 个月联合抗 HBV 治疗）

Q 注射 HPV 疫苗可以使用生物制剂吗

A 可以考虑使用。

如果正在使用生物制剂进行治疗，这期间注射了 HPV 疫苗，不会引起 HPV 感染，但可能影响疫苗的效力[5-17]。
只有进口九价人乳头瘤病毒疫苗说明书中指出：由于缺乏配伍禁忌研究，本品禁止与其他医药产品混合注射。

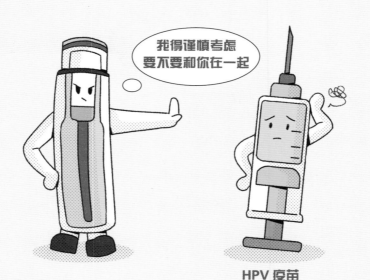

谨慎起见
HPV 疫苗和生物制剂建议错开时间注射

注射流感疫苗可以使用生物制剂吗

A 可以。

流感疫苗的主要成分是大流行流感病毒血凝素抗原，而不是活的病毒，所以在接受生物制剂治疗期间注射流感疫苗，不会引起流感病毒的感染，但可能影响疫苗的效果。

不过，国内相关指南以及国外的疾病预防控制中心都明确指出，使用生物制剂的人，依然建议每年接种流感疫苗。

- 接受生物制剂治疗的银屑病患者的疫苗接种推荐实践指南指出：接受 TNF-α、IL-12/23、IL-23、IL-17 抑制剂治疗的患者，应每年接种流感疫苗。
- 美国疾病预防控制中心（CDC）推荐：年龄≥19 岁、正在接受或开始接受生物制剂治疗的患者，应每年接种灭活流感疫苗[17]。

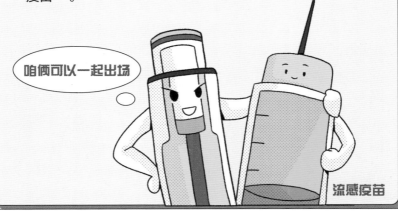

咱俩可以一起出场

流感疫苗

Q 注射带状疱疹疫苗可以使用生物制剂吗

A 选对带状疱疹疫苗，就可以使用。

带状疱疹疫苗包括两种，即带状疱疹减毒活疫苗、重组带状疱疹疫苗（RZV）。

带状疱疹减毒活疫苗

《中国银屑病生物制剂治疗指南（2021）》指出，在接种带状疱疹减毒活疫苗前，所有生物制剂都需要停药 12 个月 ，所以不建议同时使用。

重组带状疱疹疫苗（RZV）

我国带状疱疹疫苗预防接种专家共识指出：正在接受生物制剂治疗的年龄≥18 岁的患者，在知情同意、权衡利弊的情况下，可接种在我国获批的重组带状疱疹疫苗（RZV）[18]。

☐ 你满 18 岁了吗？

☐ 你了解其中的风险吗？

☐ 你注射的是重组带状疱疹疫苗（RZV）吗？

Q 注射乙肝疫苗可以使用生物制剂吗

A 可以。

乙肝疫苗的成分是抗原（HBsAg），并非活病毒，所以在接受生物制剂治疗期间注射乙肝疫苗不会引起乙肝病毒感染，不过疫苗接种的效果可能会受到影响[17]。

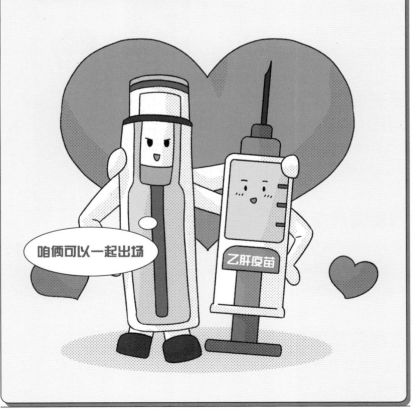

咱俩可以一起出场

乙肝疫苗

Q 感冒发热可以使用生物制剂吗

A 感冒发热期间，应暂缓使用生物制剂，或由临床医生评估感染的严重度后再作出决定。

部分生物制剂在说明书中有相关建议，可作为参考。

阿达木单抗

无论是慢性活动性或局灶活动性感染，在感染未得到控制前均不能开始阿达木单抗治疗[19]。

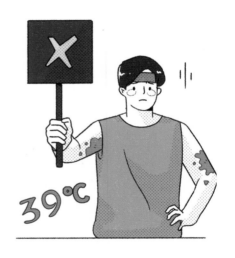

英夫利西单抗

患有结核病或其他活动性感染（包括脓毒症、脓肿、机会性感染）的患者禁用该药[20]。

司库奇尤单抗

28.7% 的患者在治疗期间发生了不严重的轻中度上呼吸道感染，此时无须停药；如果患者出现严重感染，应对患者进行密切监测，并停用本品，直至感染消退[21]。

古塞奇尤单抗

可能增加感染的风险，对任何有临床意义的活动性感染患者，直至感染痊愈或得以充分治疗后方可开始使用该药[22]。

Q 生物制剂可以和卡介苗一起使用吗

A 不可以。

一方面，卡介苗属于减毒活疫苗，接种这类活疫苗理论上会有造成病毒播散的风险，本来就应该慎重考量。

另一方面，现有指南都严格禁止在生物制剂治疗期间接种减毒活疫苗[17]。

对于接种活疫苗前后是否需要停用生物制剂，专家们的观点并不一致。有的专家建议在接种活疫苗前后都应停止使用生物制剂至少 2 ~ 3 个半衰期；也有专家提出，在接种活疫苗前应停用生物制剂 4 周或者更长时间，具体时间要由生物制剂的半衰期来决定[5]。

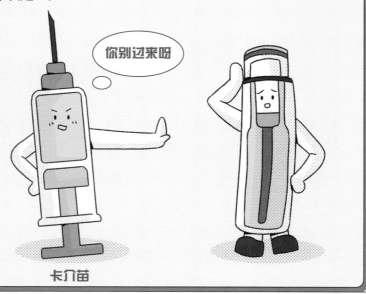

你别过来呀

卡介苗

Q 患有"三高"，可以使用生物制剂吗

A 可以，不仅能使用生物制剂，还有额外的健康益处。

高血糖、高血压、高血脂是代谢综合征的组成部分，而代谢综合征是银屑病最常见的共病。代谢综合征与银屑病的遗传易感性和炎症途径可能存在重叠，IL-23/Th17 免疫信号转导途径失调，也对这两种疾病的发病有影响[23]。

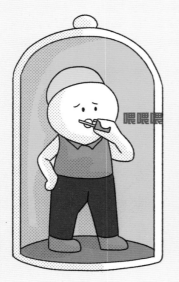

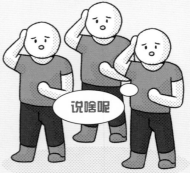

因此，阻断这些信号的生物制剂，不仅能减轻银屑病的炎症负担，还能降低发生动脉粥样硬化和心脏代谢性疾病的风险[23]。

Q 做"医美"可以使用生物制剂吗

A 这方面的研究和证据相对比较少，目前没有很明确的结论。

做了"医美"的患者如果需要接受生物制剂治疗，建议先了解下面这三点，结合自己的实际情况，及时把问题反馈给医生。

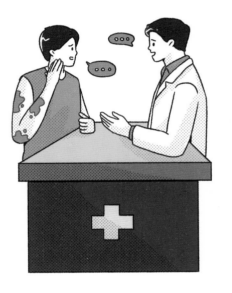

部分有创"医美"

可能引起同形反应，从而诱发银屑病皮损。

激光美容、化学剥脱

理论上不影响使用生物制剂。

注射美容

国内外文献报告过文身、皮下注射填充物、面部注射溶脂针感染非结核分枝杆菌的病例[24]，这些病例都和生物制剂治疗不相关，但生物制剂对机体免疫功能的影响理论上会增加感染风险。

如果需要手术，专家共识建议，中等风险手术（如泌尿道、胸部、腹部、头颈部手术等）及高风险手术（如复杂的胸腹及泌尿生殖手术、感染部位手术等）患者先停用生物制剂后 3 ~ 5 个半衰期再进行择期手术。手术后无感染征兆且伤口愈合良好的情况下可以重新启用生物制剂治疗[5]。

Q 儿童可以使用生物制剂吗

可以。

不同生物制剂在不同国家，对儿童的使用条件可能会有区别，具体可以参考下表。

药物名称	儿童的使用条件	获批国家
司库奇尤单抗	≥ 6 岁 且不限体重	中国批准（2019 年）
阿达木单抗	4 ～ 18 岁	中国批准（2010 年）
乌司奴单抗	≥ 6 岁 且体重≥ 60kg	中国批准（2023 年）
依奇珠单抗	≥ 6 岁 [5]	美国、欧洲批准
依那西普	≥ 6 岁	欧洲批准（2009 年）
	4 ～ 17 岁	美国批准（2016 年）

OK

Q 孕妇可以使用生物制剂吗

A 可以酌情使用。

银屑病本身对孕妇来说就是危险因素，会影响到孕妇和胎儿的健康，当孕妇的病情严重或者不稳定的时候，在充分知情和同意的条件下，是可以考虑使用生物制剂的。

美国 FDA 有一套孕妇用药分级标准，专门用来评估孕期用药的安全性。目前在我国上市的生物制剂中，除了依奇珠单抗和古塞奇尤单抗没有数据外，其他药物都被评为 B 级，是可以酌情使用的。

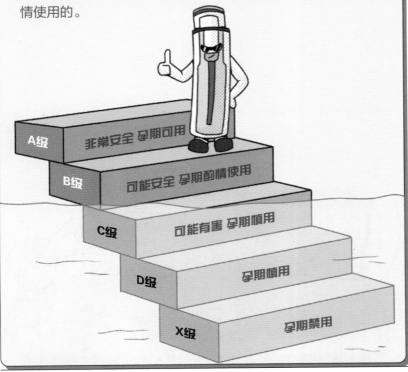

A级　非常安全 孕期可用
B级　可能安全 孕期酌情使用
C级　可能有害 孕期慎用
D级　孕期慎用
X级　孕期禁用

如果实在担心孕期有用药风险，也可以参考药品说明书上的用药建议，提前停药[5]。

制剂类型	药物名称	孕前停药时长
IL-17A 抑制剂	司库奇尤单抗	20 周
	依奇珠单抗	10 周
IL-12/23 抑制剂	乌司奴单抗	15 周
	古塞奇尤单抗	12 周
TNF-α 抑制剂	依那西普	3 周
	英夫利西单抗	5 个月
	阿达木单抗	5 个月

注：具体停药时长请以药品说明书为准。

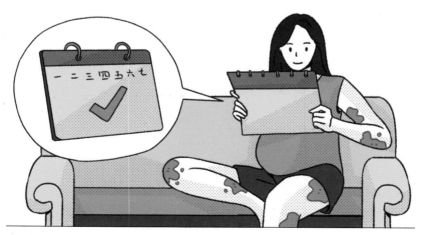

Q 老年人可以使用生物制剂吗

A 总体上危害很小，甚至没有危害。

《中国银屑病诊疗指南（2023版）》指出，生物制剂治疗的安全性和有效性，在老年人和成年人身上没有显著差异。

对于合并症和合并用药比较多的老年患者来说，生物制剂甚至是更好的选择。

不过老年患者的感染风险相对比较高，用药的时候要更注意排查感染的风险[6]。

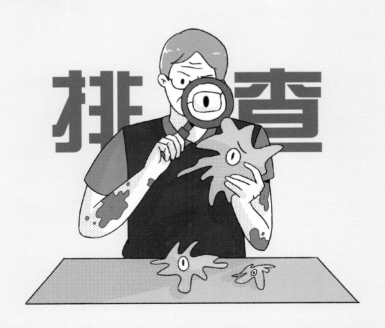

Q 使用生物制剂有不良反应，还能继续用药吗

A 能否继续使用请咨询专业皮肤科医生。

不良反应较轻
可观察或对症治疗后
继续用药

如英夫利西单抗引起的输液反应，白介素 −17A 抑制剂引起的湿疹样皮损、皮肤黏膜念珠菌感染和中性粒细胞减少。

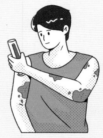

不良反应较轻

不良反应较重
需要停药

如严重感染，乙肝、丙肝及 HIV 再激活，间质性肺病，恶性肿瘤[12] 等。

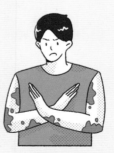

不良反应较重

吸烟、饮酒对生物制剂疗效有影响吗

A 有影响。

吸烟和饮酒都是银屑病复发的危险因素，
对生物制剂疗效也会有影响。

吸烟的影响

研究显示，吸烟者在生物制剂治疗 6 个月时，疾病改善的程度低于不吸烟的患者[25]。

饮酒的影响

酗酒会降低生物制剂的治疗效果。有动物实验研究表明，长期饮酒可加重小鼠银屑病的严重程度[26]。

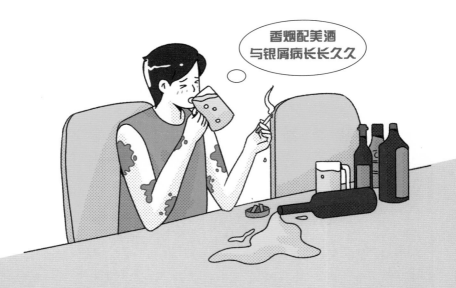

香烟配美酒
与银屑病长长久久

第三节

生物制剂
怎么选

Q 有哪些生物制剂

A 目前在我国获批用于治疗银屑病的生物制剂总共有 7 种。

制剂类型	药物名称
IL-17A 抑制剂	司库奇尤单抗
	依奇珠单抗
IL-12/23 抑制剂	乌司奴单抗
	古塞奇尤单抗
TNF-α 抑制剂	依那西普
	英夫利西单抗
	阿达木单抗

7种 获批

不同生物制剂有什么区别

 A 不同生物制剂的主要区别如下。

作用机制不同（药物瞄准的靶点不同）

- 司库奇尤单抗、依奇珠单抗，以 IL-17A 为靶点。
- 乌司奴单抗，以 IL-12/23 为靶点；古塞奇尤单抗、替瑞奇珠单抗，以 IL-23 为靶点。
- 依那西普、英夫利西单抗、阿达木单抗，以 TNF-α 为靶点。

注射方法不同

- 英夫利西单抗要静脉注射，其他生物制剂是皮下注射。

给药间隔不同

- 司库奇尤单抗、依奇珠单抗，每 4 周一次。
- 古塞奇尤单抗，每 8 周一次。
- 依那西普，每周 2 次。
- 阿达木单抗，每 2 周一次。
- 英夫利西单抗，每 8 周一次。
- 乌司奴单抗、替瑞奇珠单抗：每 12 周一次。

 作用机制　 注射方法　 给药间隔

 价格　 疗效　 不良反应

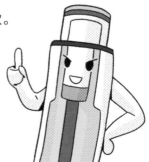

Q 不同生物制剂疗效有区别吗

A 一项全球 23 个国家 240 个研究中心共同参与，对 1981 例中重度银屑病疗效进行对比的研究发现，IL-17A 抑制剂的疗效更佳[28]。

制剂类型	药物名称	治疗指标达标比例 治疗 12 周时皮损被完全清除或接近清除
IL-17A 抑制剂	司库奇尤单抗	71.4%
	依奇珠单抗	
IL-12/23 抑制剂	乌司奴单抗	
	古塞奇尤单抗	
TNF-α 抑制剂	依那西普	58.6%
	英夫利西单抗	
	阿达木单抗	

Q 儿童适合使用哪种生物制剂

A 国内获批用于治疗儿童中度至重度斑块状银屑病的生物制剂有司库奇尤单抗、阿达木单抗和乌司奴单抗，而且要符合对应的用药条件。

制剂类型	药物名称	儿童能否使用
IL-17A 抑制剂	司库奇尤单抗	能 国内获批用于 6 岁及以上儿童（不限体重）
	依奇珠单抗	不能
IL-12/23 抑制剂	乌司奴单抗	能 国内获批用于 6 岁及以上儿童（体重≥60kg）
	古塞奇尤单抗	不能
TNF-α 抑制剂	依那西普	不能
	英夫利西单抗	不能
	阿达木单抗	能 国内获批用于 4 ~ 18 岁儿童

Q 孕妇适合使用哪种生物制剂

A 按照美国 FDA 妊娠期安全性评级，依奇珠单抗和古塞奇尤单抗不能用于孕期！

目前在我国上市的生物制剂的妊娠期安全性评级都是 B 级，孕妇可以酌情使用。

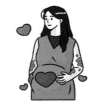

A 级：非常安全，孕期可用。

B 级：可能安全，孕期酌情使用。

C 级：可能有害，孕期慎用。

D 级：孕期慎用。

X 级：孕期禁用。

制剂类型	药物名称	FDA 妊娠期安全性评级
IL-17A 抑制剂	司库奇尤单抗	B 级
	依奇珠单抗	无数据
IL-12/23 抑制剂	乌司奴单抗	B 级
	古塞奇尤单抗	无数据
TNF-α 抑制剂	依那西普	B 级
	英夫利西单抗	B 级
	阿达木单抗	B 级

Q 老年人适合使用哪种生物制剂

A 《中国银屑病诊疗指南（2023版）》指出，生物制剂治疗的安全性及有效性在老年人和成年人中无显著差异，所以成年人能用的，老年人也适用。

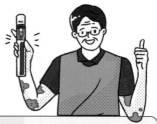

制剂类型	药物名称	老年人能否使用
IL-17A 抑制剂	司库奇尤单抗	能
	依奇珠单抗	能
IL-12/23 抑制剂	乌司奴单抗	能
	古塞奇尤单抗	能
TNF-α 抑制剂	依那西普	能
	英夫利西单抗	能
	阿达木单抗	能

Q 除了医院，哪里可以买到正规的生物制剂

A 医院和正规药店，均可购买正规的生物制剂。

需要注意的是，生物制剂属于处方药，不能自行开药，需要医生提供病历和处方才能购买。

第四节

生物制剂
怎么用

Q 使用生物制剂前需要做哪些检查

A 生物制剂和其他银屑病用药一样，有着不一样的适应证，需要根据患者的实际情况进行个性化用药。用药前的检查是很重要的环节，能帮助患者评估出最适合的治疗方案。

需要检查的项目，可以参考下表。

检查项目	是否为必查项	建议做该检查的人群	检查结果异常/阳性对治疗方案的影响
血常规和肝功能	是	所有患者	建议更换治疗方案
肾功能（肌酐）	是	所有患者	建议更换治疗方案
乙型肝炎病毒(HBV) 丙型肝炎病毒(HCV) 血清学检测	是	所有患者	更推荐白介素17A (IL-17A)抑制剂
HIV 血清学检测	是	所有患者	建议更换治疗方案
妊娠试验	否	育龄期女性患者	建议与医生沟通是否继续使用

检查项目	是否为必查项	建议做该检查的人群	检查结果异常/阳性对治疗方案的影响
抗核抗体 (ANA) 及抗双链 DNA(抗 ds DNA) 抗体	否	用过肿瘤坏死因子 (TNF-α) 抑制剂的患者	建议选择全人源单抗
结核菌素纯蛋白衍生物试验 (PPD) 或干扰素 γ 释放试验 (IGRA)	是	所有患者	更推荐白介素 17A (IL-17A) 抑制剂
胸部 X 线或 CT 检查	是	所有患者	建议更换治疗方案

Q 使用生物制剂要注意什么

A 有些银屑病患者可能对打针这件事有不少顾虑，其实不用太担心，只要注意以下三点，就没什么问题。

对生物制剂有合理期待

银屑病是一种反复性的慢性病，虽然生物制剂的疗效比传统治疗方法要好，但也不是"根治性治疗"，停药后仍可能复发。

需要考虑以下多重因素

- 严格筛选适应证和禁忌证。
- 充分考虑不良反应风险。
- 评估自身可接受的治疗方式和费用。
- 作为超适应证用药者，还需要了解可能的具体获益与风险。

和医生达成统一共识

患者和医生需要在药物使用方式、监测和随访方面达成一致意见[6]，患者应按照相应生物制剂的用药规范接受治疗并监测不良反应，不建议随意停药、缩短或延长用药间隔。

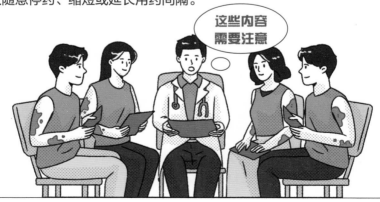

Q 怎么使用生物制剂

A 使用生物制剂可能比你想象中简单。

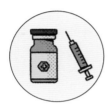

注射方式
分皮下注射和静脉滴注。皮下注射可在家自行操作，就好像注射胰岛素一样；静脉滴注就是输液，需要在医院进行。

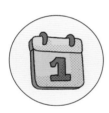

注射频次
分诱导治疗期和维持治疗期，也就是常说的"密集针"和"维持针"。密集针是在短时间内多次注射；维持针是拉长注射间隔，维持治疗。

不同的生物制剂应该怎么使用？
给药方法可参考下表。

药物	用法
司库奇尤单抗	推荐剂量为每次 300mg，分 2 针给药，分别在第 0、1、2、3、4 周注射，此后每 4 周一次皮下注射给药
依奇珠单抗	在第 0 周皮下注射 160mg（80mg 注射 2 次），之后分别在第 2、4、6、8、10 和 12 周各注射 80mg，然后每 4 周一次注射 80mg 维持

药物	用法
乌司奴单抗	首次皮下注射 45mg，4 周后及之后每 12 周接受一次相同剂量
古塞奇尤单抗	在第 0 周和第 4 周皮下注射 100mg，此后每 8 周接受一次相同剂量维持
依那西普	每次皮下注射 25mg，每周 2 次，间隔 3 ~ 4 天
英夫利西单抗	首次给予 5mg/kg 静脉输注，然后在首次给药后第 2 周和第 6 周以及此后每 8 周一次给予相同剂量治疗
阿达木单抗	首次皮下注射 80mg，自首次给药后 1 周开始，每两周皮下注射 40mg

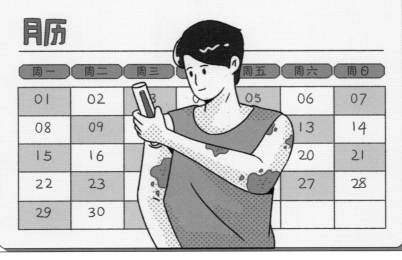

月历

周一	周二	周三		周五	周六	周日
01	02			05	06	07
08	09				13	14
15	16				20	21
22	23				27	28
29	30					

Q 哪些身体部位适合使用生物制剂

A

很多银屑病患者使用生物制剂时无从下手，这里就简单介绍几个适合使用生物制剂的部位。

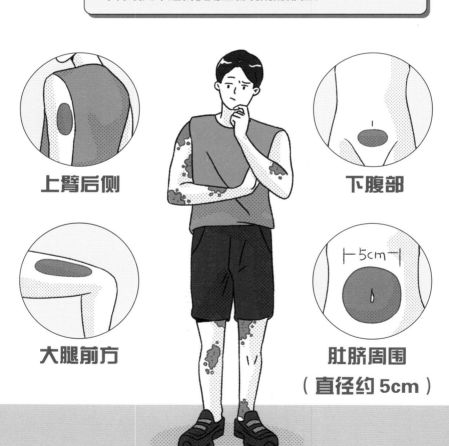

上臂后侧

下腹部

大腿前方

肚脐周围
（直径约 5cm）

值得注意的是，皮肤敏感、受伤、发红、僵硬的部位，不可以注射 [29]。

Q 每次注射生物制剂需要更换部位吗

A 需要更换注射部位。

因为长时间在同一部位注射，有可能让皮下组织出现硬结而影响药效的发挥。

可以尝试左、右上臂外侧三角肌下缘以及大腿前方轮流注射，或在腹部不同点位注射，点与点之间的距离以2.5cm为宜[29]。

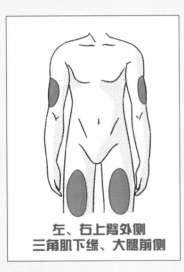

**左、右上臂外侧
三角肌下缘、大腿前侧**

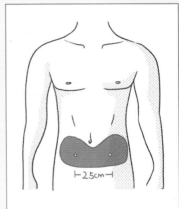

**腹部不同点位
点与点之间距离为2.5cm**

需要注意的是，皮肤敏感、受伤、发红、僵硬部位，要避免注射[29]。但也不用担心在不同部位注射会对效果有什么影响，不同注射部位的效果都是一样的。

Q 生物制剂注射部位不同会影响效果吗

A 只要选择的是药品说明书中列出的适宜注射部位，就不会影响疗效。

以司库奇尤单抗的适宜注射部位为例进行介绍，以供参考。

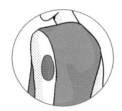

外上臂

此部位注射仅适用于医护人员。

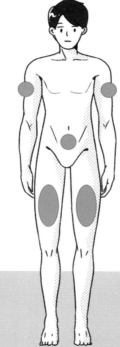

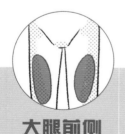

小腹

不可在肚脐周围5cm 以内的部位注射。

大腿前侧

注意事项：不得在压痛、挫伤、泛红、瘢痕或硬结部位注射，避免在有瘢痕或妊娠纹的部位注射。

Q ## 为什么要打密集针

A 有助于快速清除皮损，显著改善病情。

什么是密集针
生物制剂初始剂量较大，注射比较密集，称为密集针。

打密集针的目的
为了让药物尽快起效，从而发挥出更好的疗效。要知道，达到相应的血药浓度就可以减少给药频率，使用更方便。比方说，司库奇尤单抗一开始是每周注射，后面可能变成每月注射。

打密集针真的见效更快吗
药物临床研究发现，对比没有注射密集针的患者，在初始治疗中注射了密集针的患者到了第 8 周病情得到缓解的比例更高，也就是疗效更显著[30]。

这说明密集针有助于快速清除皮损，显著改善病情。
所以为什么要打密集针，答案显而易见啦！

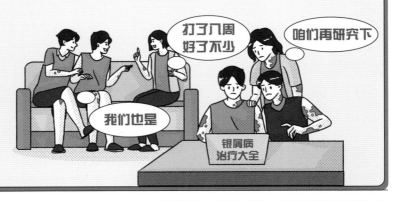

Q 密集针要打多长时间

A 不同的生物制剂打密集针的持续时间不同，常用生物制剂可参考以下时间注射。

司库奇尤单抗

周数

0	1	2	3	4	5	6	7	8	9	10	11	12

依奇珠单抗

周数

0	1	2	3	4	5	6	7	8	9	10	11	12

乌司奴单抗

周数

0	1	2	3	4	5	6	7	8	9	10	11	12

古塞奇尤单抗

周数

0	1	2	3	4	5	6	7	8	9	10	11	12

英夫利西单抗

周数

0	1	2	3	4	5	6	7	8	9	10	11	12

不同的生物制剂打密集针的持续时间不同！

Q 维持针要打多长时间

A 很多银屑病患者知道银屑病容易反复发作，会担心维持针要打很长时间，其实这得看具体情况。

一般情况下

在起效后至少维持疗效的前提下，维持治疗 6 个月，再考虑停药或者减药。值得注意的是，停药时间尽量避开本身容易复发的季节。

重症、顽固／发作频繁的情况下

特别是伴有关节损害、对患者生活质量影响严重的，尽可能进行长期维持治疗，不建议轻易停药[31]。

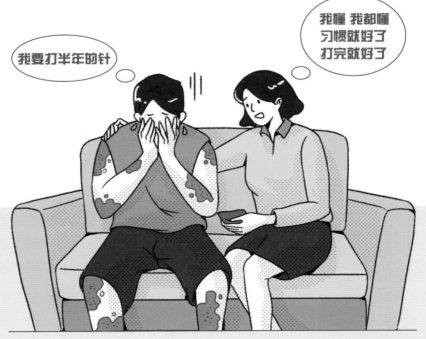

Q 使用生物制剂期间需要定期检查吗

A 需要。

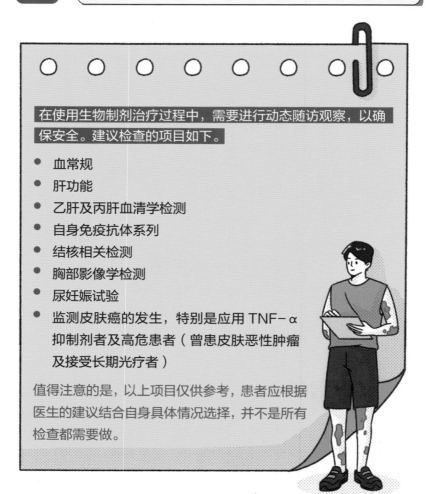

在使用生物制剂治疗过程中，需要进行动态随访观察，以确保安全。建议检查的项目如下。

- 血常规
- 肝功能
- 乙肝及丙肝血清学检测
- 自身免疫抗体系列
- 结核相关检测
- 胸部影像学检测
- 尿妊娠试验
- 监测皮肤癌的发生，特别是应用 TNF-α 抑制剂者及高危患者（曾患皮肤恶性肿瘤及接受长期光疗者）

值得注意的是，以上项目仅供参考，患者应根据医生的建议结合自身具体情况选择，并不是所有检查都需要做。

Q 注射生物制剂会影响免疫系统吗

A 通常来说，生物制剂不会影响人体免疫系统运作正常的部分，即便影响也可以尽量避免。

生物制剂是精准靶向治疗，这个作用原理意味着它能实施精准打击，能识别特定的"捣乱分子"并进行精准"狙击"，通常不会影响人体免疫系统运作正常的部分[32]。

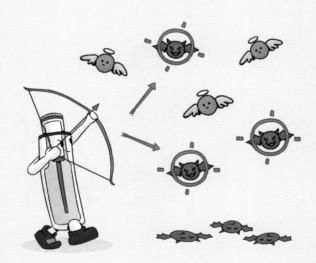

如发生影响，医生可以权衡利弊，在用药前仔细筛查，在将治疗作用最大化的同时，将不良反应降到最低。

Q 用甲氨蝶呤的患者可以转用生物制剂吗

A 可以。

甲氨蝶呤口服 3 个月的银屑病患者，如果效果不理想，皮损消退不足一半，就可以考虑换用生物制剂。具体使用方法如下。

- 直接使用生物制剂。
- 甲氨蝶呤和生物制剂一起使用，减少生物制剂的疗效衰减。

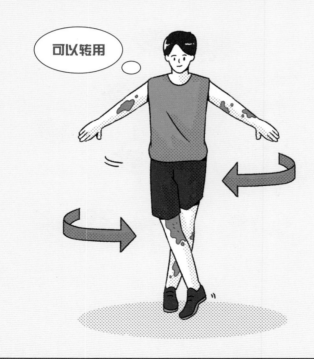

可以转用

Q 可以从一种生物制剂转用另一种吗

A 可以，但要慎重。

生物类似物与其原研产品的分子结构、靶抗原和结合表位都是一致的，就像一把钥匙配一把锁一样，它们也是一一配对，专属专用，只有发生以下情况才考虑转换。

原发性治疗失败
一种生物制剂一开始治疗效果就不好，应转换为不同靶分子的生物制剂。

继发性治疗失败
在治疗过程中出现了疗效衰减，可转换为靶分子相同或不同的生物制剂。

不建议随意转换生物制剂。
不应轻易放弃一种有效且耐受的生物制剂。

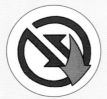

不是所有转换
都能提高疗效

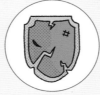

随意转换
不利于病情
长期稳定

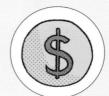

随意转换
有可能增加
医疗费用

Q # 应该如何转换生物制剂

A 生物制剂不可直接转换，需要更多的考量。

首先，要坚持慎重、科学、合理的原则；其次，要充分考虑患者需求、药物的疗效和安全性、生活质量评估及给药间隔方案、给药途径及费用等因素；最后，综合分析后制订具体转换方案并实施。

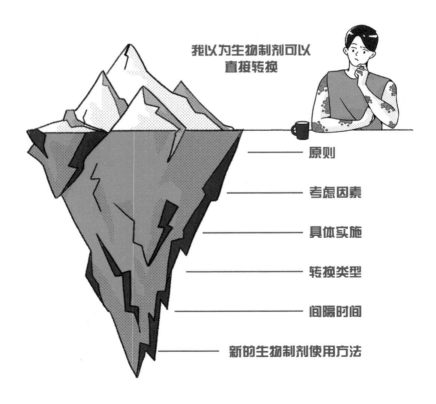

我以为生物制剂可以直接转换

—— 原则

—— 考虑因素

—— 具体实施

—— 转换类型

—— 间隔时间

—— 新的生物制剂使用方法

如何选择转换的生物制剂

治疗过程中发现效果变差,可转换为靶分子相同或不同的生物制剂;对于一开始治疗效果就不好的,则应转换为不同靶分子的生物制剂。

如何确定转换的间隔时间

转换间隔时间目前还没有统一意见,主要取决于患者疾病严重程度、先前所用的制剂种类、对治疗的反应和合并症等,在综合评估后确定,可参考下表。

转换方式	洗脱期时间	即原生物制剂停用后再启动新生物制剂的时间
通常情况的转换	3 ~ 4 个半衰期 较为稳妥	
因疗效衰减而转换	通常不需要洗脱期	
因安全性原因而转换	需要一定的洗脱期(4 个半衰期) 直到安全性参数恢复正常或稳定为止 [32]	
生物制剂转换传统治疗方法	无须洗脱期	

如何开始新的生物制剂治疗

患者在开始新的生物制剂治疗时,先使用推荐的诱导剂量,然后以维持剂量给药。

Q 在家里如何储存生物制剂

A 在家中应使用冰箱冷藏储存生物制剂，但不得冷冻。

各种生物制剂的保存要求如下，可作参考。

生物制剂	温度	条件
司库奇尤单抗	2 ~ 8℃	冷藏，不得冷冻
依奇珠单抗	2 ~ 8℃	冷藏
乌司奴单抗	2 ~ 8℃	避光
古塞奇尤单抗	2 ~ 8℃	避光
依那西普	2 ~ 8℃	避光、干燥
英夫利西单抗	2 ~ 8℃	避光
阿达木单抗	2 ~ 8℃	冷藏

阿达木单抗在药品说明书中明确了可以在常温（≤ 25 ℃）条件下储存 14 天，其余生物制剂均应严格按照药品说明书中规定的保存条件进行运输与保存。

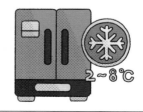

Q 如果忘记用药，是否要调整剂量

A 如无特别情况，建议继续维持原方案用药。

有些银屑病患者会疑惑忘记用药后生物制剂剂量应该如何调整？具体怎么做，要看是否有复发情况。

目前还没有银屑病患者忘记使用生物制剂的实践指南，不过有停药试验显示，生物制剂停药后会导致银屑病病情加重，但在重新开始治疗后，对长期皮损清除率没有显著性影响[34]。

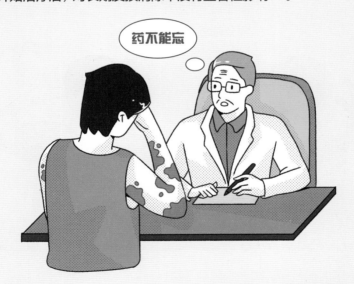

药不能忘

所以，如果有银屑病患者忘记用药，但时间较短，未出现复发，可继续维持原方案用药；如果皮损已复发，可能需要以诱导方案重新开始治疗。

老年人不会使用生物制剂应该怎么办

 可寻求专业医护人员或家人的帮助。

生物制剂注射方法简单，大多数患者经过专业人员的培训后就能掌握注射技术，自行用药。

但对于老年人来说，如果不会自行注射，可由照护者经培训后帮助其注射，或前往医疗机构由医护人员为其注射。

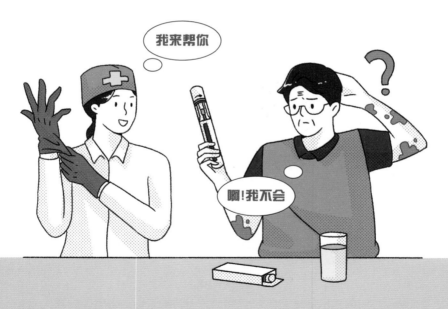

Q 使用生物制剂时需要忌口吗

A 要戒烟、戒酒。

关于吸烟

有研究证实，吸烟不仅会加重银屑病的严重程度，降低疗效，还会使银屑病发病和病情加重的风险升高，其中女性升高 3.3 倍，男性升高 2.3 倍[35]。

关于饮酒

根据《中国银屑病患者饮食管理指南（2023）》指出，饮酒是银屑病发病的独立危险因素，可加重临床症状，还会降低治疗反应[36]。

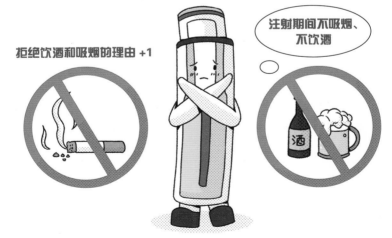

拒绝饮酒和吸烟的理由 +1

注射期间不吸烟、不饮酒

作为一般原则，使用生物制剂期间应戒烟、戒酒。除此之外，目前没有其他特殊的忌口要求。

Q 秋冬季节，生物制剂的时间间隔要短一些吗

A 不需要。

很多银屑病患者亲身体会到，银屑病的症状在冬天要比夏天严重，但在接受生物制剂治疗期间，通常能控制病情。在生物制剂的药品说明书中均没有提及需要根据季节调整给药时间间隔的内容。

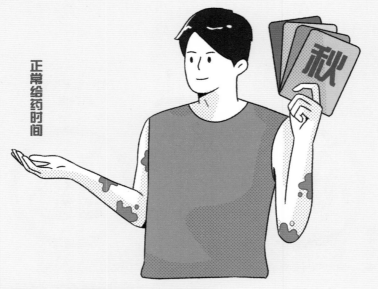

正常给药时间

因此，不需要在秋冬季缩短使用生物制剂的时间间隔。

第五节

生物制剂应该长期使用吗

Q 生物制剂应该用多久

A 至少维持 9 ~ 10 个月

经过 3 ~ 4 个月生物制剂治疗后，如医生判定治疗已经能够达到"皮损完全或基本清除"的治疗目标（PASI 90-100），至少再维持 6 个月以上疗效稳定，并尽可能长期使用，不要轻易减量、停药[6-37]。

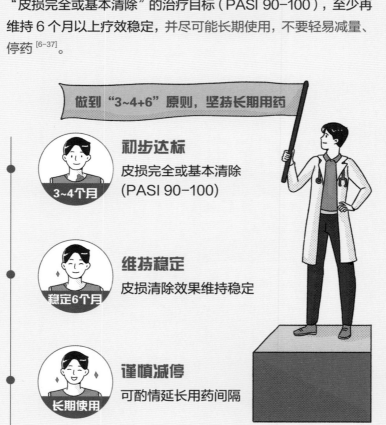

做到"3~4+6"原则，坚持长期用药

初步达标
皮损完全或基本清除
（PASI 90-100）
3~4个月

维持稳定
皮损清除效果维持稳定
稳定6个月

谨慎减停
可酌情延长用药间隔
长期使用

Q 好了以后就能停用生物制剂吗

A 具体的用药时长，可以结合医生的建议和自己的具体病情进行综合判断。

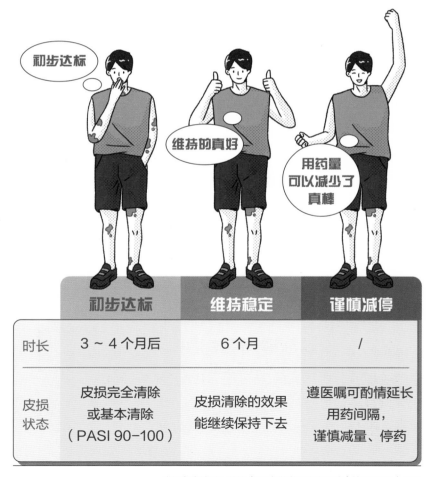

	初步达标	维持稳定	谨慎减停
时长	3~4个月后	6个月	/
皮损状态	皮损完全清除或基本清除（PASI 90-100）	皮损清除的效果能继续保持下去	遵医嘱可酌情延长用药间隔，谨慎减量、停药

Q 用完生物制剂还会复发吗

A 有可能，但不用太担心。

大家都知道银屑病是反复发作的疾病，目前还没有哪种药物可以一次性根治，生物制剂也一样。

生物制剂起效快、疗效好，虽然不能保证根治，但长期维持治疗可以很好地改善患者的病情，提高生活质量，不影响生活是最终的治疗目的。

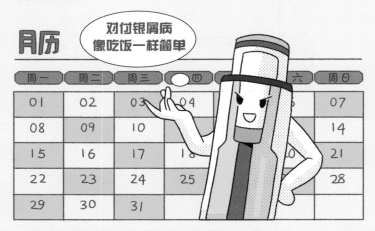

虽然生物制剂停药后有可能复发，但及时正规治疗完全可以控制病情

这就像流感一样，每年都可能发作，我们也不能根治流感，但不会过度担心，其实银屑病也可以像流感一样应对。

使用生物制剂如果出现耐药怎么办

A 可试试下面的应对措施。

生物制剂出现耐药，指的是从有效到无效（失去 50% 的 PASI 改善）。

其中的原因有可能是产生抗药物抗体、给药剂量不足、敏感性降低等，这个时候可试试下面的应对措施。

 联合免疫抑制剂
如联合甲氨蝶呤以提高疗效，降低抗药物抗体的产生。

 增加药物剂量或缩短用药间隔

换药
可以转换为其他生物制剂，
也可以考虑传统治疗药物。

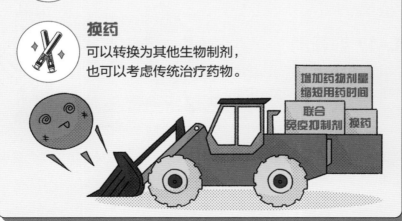

Q 长期使用生物制剂会有不良反应吗

A 长期使用生物制剂可能有一些不良反应，但不良反应大多数为轻度，银屑病患者无须担忧 [1]。

不同类型的生物制剂不良反应往往不同，以下列举仅供参考。

TNF-α 抑制剂

可引起严重感染、结核病、反常反应、狼疮、输液反应等不良反应。

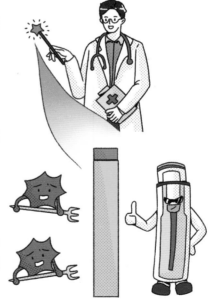

IL-12/23 抑制剂

可引起心血管不良事件、诱发或加重银屑病皮损或转化皮损类型。

IL-17 抑制剂

可引起湿疹样皮损、念珠菌病、中性粒细胞减少和炎症性肠病等不良反应。

只要遵医嘱使用，定期随访和复诊，绝大多数不良反应可以得到妥善处理。

Q 长期使用生物制剂有哪些注意事项

A 需要注意动态随访观察，确保自身安全。

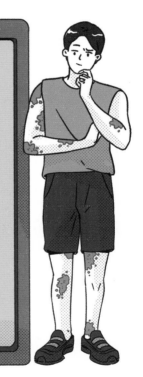

长期使用生物制剂的银屑病患者要定期监测以下项目

☐ 血常规

☐ 肝功能

☐ 乙肝和丙肝血清学检查

☐ 结核菌素纯蛋白衍生物试验（PPD）或干扰素 γ 释放试验

☐ X 线胸片或 CT 检查

以上检查出现异常结果时，要进行综合分析，决定是否可以继续应用生物制剂，或采取相应的处理措施[5]。

另外，应用 TNF-α 抑制剂者及高危患者（曾患皮肤恶性肿瘤及接受长期光疗者）要特别注意监测皮肤癌的发生。

Q 长期使用生物制剂病情还是反复应该怎么办

A 如果银屑病患者在使用生物制剂过程中病情反复，可能与以下因素相关。

诱发和加重因素

- 感染、外伤手术
- 精神紧张、应激事件
- 妊娠
- 肥胖
- 酗酒、吸烟
- 某些药物作用等[39]

生物制剂疗效衰减

- 产生抗药物抗体
- 给药剂量不足
- 患者对生物制剂的敏感性降低等

如果是诱发和加重因素导致，可仔细寻找并解除相关因素；如果是生物制剂的疗效衰减，可采取以下应对措施。

01 联合免疫抑制剂，如甲氨蝶呤以提高疗效并降低抗药物抗体的产生。

02 增加生物制剂的药物剂量或缩短用药间隔。

03 转换为其他生物制剂。

04 转换为传统治疗方法[5]。

A 对免疫系统影响较传统免疫抑制剂小。

生物制剂是针对特定的银屑病炎症因子（靶点）进行"精准"免疫的抑制剂，和传统免疫抑制剂（如甲氨蝶呤、环孢素）的"地毯式"抑制方式相比，对免疫系统的影响较小。

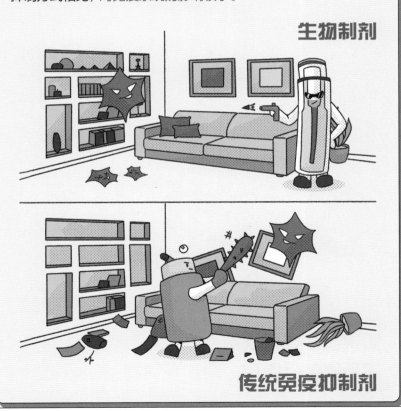

生物制剂

传统免疫抑制剂

Q 生物制剂治疗后出现湿疹、荨麻疹是怎么回事

A 这种情况被称为免疫漂移[40]。

用生物制剂进行治疗时，可能导致细胞因子水平发生变化，让病情脱离原来的路径，出现新的状况[40]。

例如，银屑病患者会出现湿疹样皮损，而特应性皮炎患者会出现银屑病类型的皮损，两类皮肤病相互转化。

依那西普、英夫利西单抗、阿达木单抗、司库奇尤单抗、依奇珠单抗、乌司奴单抗、古塞奇尤单抗、度普利尤单抗等生物制剂都出现过诱发免疫漂移的情况[40]。

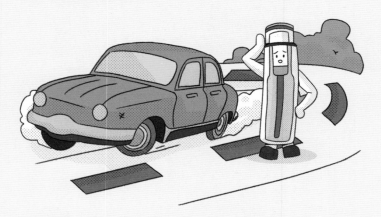

如果出现类似状况，千万别自行用药，建议及时找医生就诊。

参考文献

[1] Chao S. What is a biologic drug?[EB/OL].(2024-01-28)[2024-05-22]. https://www.drugs.com/medical-answers/what-biologic-drug-3565613/.

[2] 王诗雨，李晓东. 生物制剂在银屑病中的临床应用 [J]. 沈阳医学院学报，2023，25(5):449-457.

[3] WARREN RB，GRIFFITHS CE. Systemic therapies for psoriasis methotrexate, retinoids, and cyclosporine[J]. Clin Dermatol, 2008, 26(5):438-447.

[4] DAVE R，ALKESWANI A. An Overview of Biologics for Psoriasis[J]. J Drugs Dermatol, 2021, 20(11):1246-1247.

[5] 中华医学会皮肤性病学分会，中国医师协会皮肤科医师分会，中国中西医结合学会皮肤性病专业委员会. 中国银屑病生物制剂治疗指南（2021）[J]. 中华皮肤科杂志，2021，54(12):1033-1047.

[6] 中华医学会皮肤性病学分会银屑病专业委员会. 中国银屑病诊疗指南（2023 版）[J]. 中华皮肤科杂志，2023，56(7):573-625.

[7] 胡中慧，孙青. 生物制剂治疗银屑病共病研究进展 [J]. 中国麻风皮肤病杂志，2021，37(7):471-476.

[8] 国家医疗保障局. 国家基本医疗保险、工伤保险和生育保险 药品目录（2023 年）[EB/OL]. (2022-11-04) [2024-05-22]. http://www.mohrss.gov.cn/xxgk2020/fdzdgknr/shbx_4216/gsbx/202401/P020240117600180317106.pdf.

[9] 国家医疗保障局. 国家基本医疗保险、工伤保险和生育保险 药品目录（2022 年 ）[EB/OL]. (2023-01-18) [2024-05-22]. http://www.nhsa.gov.cn/module/download/downfile.jsp?classid=0&filename=27b2c699ef494d d2826c0df52e3f0f8a.pdf.

[10] 张翰林，舒畅，晋红中. 生物制剂治疗银屑病的研究进展 [J]. 中国科学：生命科学，2021，51(8):1050-1059.

[11] BISSONNETTE R，LUGER T，THAÇI D，et al. Secukinumab demonstrates high sustained efficacy and a favourable safety profile in patients with moderate-to-severe psoriasis through 5 years of treatment (SCULPTURE Extension Study)[J]. J Eur Acad Dermatol Venereol, 2018, 32(9):1507-1514.

[12] 杨阳，史冬梅. 银屑病生物制剂治疗的不良反应及应对策略 [J]. 皮肤性病诊疗学杂志，2023，30(4):366-371.

[13] 何焱玲，苏日娜. 治疗银屑病生物制剂靠谱吗？[N]. 家庭医生报，2020-08-03(006).

[14] YASUDA M，MORIMOTO N，INUOe Y，et al. Clinical course and background of eight patients who discontinued secukinumab after

achieving a score of 0 on the psoriasis area and severity index[J]. J Dermatol, 2021, 48(8):e380-e381.

[15] WU MY, YU CL, YANG SJ, et al. Change in body weight and body mass index in psoriasis patients receiving biologics; a systematic review and network meta-analysis[J]. J Am Acad Dermatol, 2020, 82(1):101-109.

[16] GERDES S, PINTER A, PAPAVASSILIS C, et al. Effects of secukinumab on metabolic and liver parameters in plaque psoriasis patients[J]. J Eur Acad Dermatol Venereol, 2020, 34(3):533-541.

[17] Fan R, Cohen JM. Vaccination Recommendations for Psoriasis and Atopic Dermatitis Patients on Biologic Therapy: A Practical Guide[J]. Yale J Biol Med, 2022, 95(2):249-255.

[18] 中国医疗保健国际交流促进会皮肤科分会, 中华医学会皮肤性病学分会老年性皮肤病研究中心. 带状疱疹疫苗预防接种专家共识 [J]. 中华医学杂志, 2022, 102(8):538-543.

[19] 上海复宏汉霖生物制药有限公司. 阿达木单抗注射液说明书 [EB/OL]. (2020-12-02)[2024-05-22]. https://www.henlius.com/upload/202212/16/%E6%B1%89%E8%BE%BE%E8%BF%9C%C2%AE%EF%BC%88%E9%98%BF%E8%BE%BE%E6%9C%A8%E5%8D%95%E6%8A%97%E6%B3%A8%E5%B0%84%E6%B6%B2%EF%BC%89%E8%AF%B4%E6%98%8E%E4%B9%A6.pdf.

[20] Janssen Biologics B.V. 注射用英夫利西单抗说明书 [EB/OL]. (2007-02-15)[2024-05-22]. https://www.xian-janssen.com.cn/sites/default/files/PDF/zhu_she_yong_ying_fu_li_xi_dan_kang_ni_yin_zhi_ban_shuo_ming_shu__0.pdf.

[21] NOVARTIS. 司库奇尤单抗说明书 [EB/OL].(2019-03-28)[2024-05-22]. https://www.doc88.com/p-19216166338672.html?s=rel&id=1

[22] JANSSEN-CILAG INTERNATIONAL NV. 古塞奇尤单抗注射液说明书 [EB/OL]. (2020-08-26) [2024-05-22]. https://www.xian-janssen.com.cn/sites/default/files/PDF/te_nuo_ya_yu_chong_bi_ni_yin_zhi_ban_shuo_ming_shu__2.pdf.

[23] WU JJ, KAVANAUGH A, LEBWOHL MG, et al. Psoriasis and metabolic syndrome implications for the management and treatment of psoriasis[J]. J Eur Acad Dermatol Venereol, 2022, 36(6):797-806.

[24] 暴芳芳, 孙勇虎, 孙乐乐, 等. 注射美容致龟分枝杆菌感染一例附文献复习 [J]. 中国麻风皮肤病杂志, 2019, 35(3):160-162.

[25] ZHOU H, WU R, KONG Y, et al. Impact of smoking on psoriasis risk and treatment efficacy: a meta-analysis[J]. J Int Med Res, 2020, 48(10):101-102.

[26] 刘晓涵，晋红中.银屑病复发的危险因素及机制 [J]. 协和医学杂志，2022，13(02):308-314.

[27] ISKANDAR IYK, LUNT M, THORNELOE RJ, et al. Alcohol misuse is associated with poor response to systemic therapies for psoriasis findings from a prospective multicentre cohort study[J]. Br J Dermatol，2021，185(5):952-960.

[28] PINTER A, PUIG L, SCHAKEL K, et al. Comparative effectiveness of biologics in clinical practice week 12 primary outcomes from an international observational psoriasis study of health outcomes (PSoHO)[J]. J Eur Acad Dermatol Venereol，2022，36(11): 2087-2100.

[29] 曾珊.系统化健康教育在生物制剂家庭注射中的应用 [J]. 当代护士，2015，11:157-158.

[30] GISONDI P, ROVARIS M, PIASERICo S, et al. Efficacy of secukinumab without the initial weekly loading dose in patients with chronic plaque psoriasis[J]. Br J Dermatol，2020，182(1):175-179.

[31] 中华医学会皮肤性病学分会，中国医师协会皮肤科医师分会，中国中西医结合学会皮肤性病专业委员会.中国银屑病生物治疗专家共识（2019）[J]. 中华皮肤科杂志，2019，52(12):863-871.

[32] 李银光.你知道吗，生物制剂治疗银屑病比你想象的更安全……[EB/OL]. (2022-09-21)[2024-05-22]. https://mp.weixin.qq.com/s/6kcH41tx SHpFtOaLYloqaQ.

[33] 王刚.皮肤科生物制剂的主要不良反应及对策 (2019)[J]. 中华皮肤科杂志;2019，52(2):77-80.

[34] WANG CY, FOLEY P, BAKER C, et al. Biological Therapy Interruption and Re-Treatment in Chronic Plaque Psoriasis[J]. J Drugs Dermatol，2021，20(10):1063-1071.

[35] 王苏，杨森，张学军.吸烟、饮酒与银屑病 [J]. 临床皮肤科杂志，2017，46(7): 531-533.

[36] 中国医师协会皮肤科医师分会，中华医学会皮肤性病学分会，空军军医大学西京医院，等.中国银屑病患者饮食管理指南 (2023)[J]. 中华皮肤科杂志，2023，56(5):389-401.

[37] 中华医学会皮肤性病学分会银屑病专业委员会.银屑病生物制剂达标治疗专家共识 [J]. 中华皮肤科杂志，2023，56(3):191-203.

[38] IVANIC MG, AHN GS, HERNDON P, et al. Update on Biologics for Psoriasis in Clinical Practice[J]. Cutis，2021，108(2S):15-18.

[39] 中华医学会皮肤性病学分会银屑病专业委员会.中国银屑病诊疗指南 (2018 完整版)[J]. 中华皮肤科杂志，2019，52(10):667-710.

[40] 李妍，李明，李邻峰.湿疹样损害与银屑病样损害的免疫漂移 [J]. 皮肤科学通报，2023，40(1):37-43.

05

生活百科

第一节

饮食管理

Q 银屑病要忌口吗

A 通常不需要忌口，
但有部分人在饮食上需要加以注意。

《中国银屑病患者饮食管理指南（2023）》
建议银屑病患者做到以下几点。

01 忌酒

02 少吃油腻食物

03 肥胖或超重的患者要低热量饮食

04 抗麦胶蛋白抗体阳性的脓疱型
银屑病患者建议吃无麸质饮食

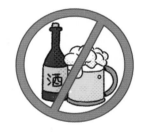

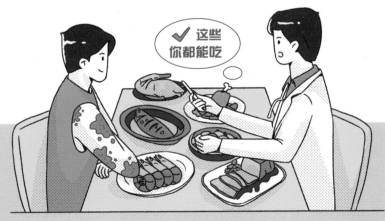

这些你都能吃

至于是否要对牛肉、羊肉、海鲜、辛辣食物忌口，目前这方面缺乏高质量的临床研究证据，所以不建议银屑病患者盲目忌口。

Q 银屑病患者要戒烟吗

A 建议戒烟。

1996 年就已经有研究发现，男性银屑病患者四肢皮损的严重程度可能与吸烟有关。后来，越来越多的研究证实了这一点。

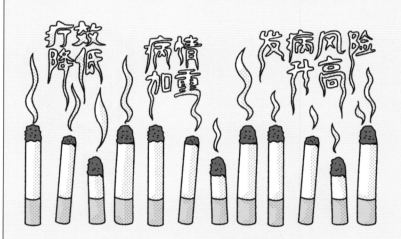

尼古丁会刺激更多银屑病炎症因子产生。吸烟不仅会加重银屑病的严重程度，降低疗效，还会使银屑病发病和病情加重的风险升高，其中女性会升高3.3 倍，男性会升高2.3 倍[1]。

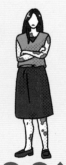

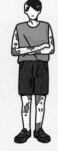

3.3倍↑ 2.3倍↑

Q 二手烟会诱发或加重银屑病吗

A 会。

吸烟可加重银屑病。因为吸烟会促进 Th17 细胞分化，而 Th17 细胞在银屑病的发病机制和促炎细胞因子产生中起到了主要作用，从而加重银屑病。

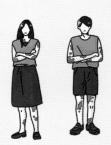

长时间和 / 或反复暴露于高浓度的香烟污染物，即长期反复吸食二手烟，可能破坏表皮屏障功能，加重银屑病等炎症性皮肤病，从而对皮肤组织产生有害作用 [2]。

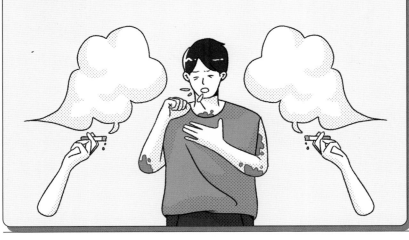

Q # 银屑病患者要戒酒吗

A 建议戒酒。

从症状上看，酒精可能使银屑病患者的皮肤血管扩张，炎症加重；还可能影响神经递质的功能，降低表皮中的环腺苷酸含量，促进角质形成细胞增殖，也就是让皮疹表面的白色鳞屑长得更快，加重病情。

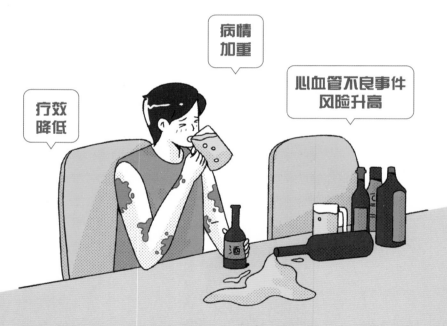

已经有研究表明，饮酒是银屑病发病的独立危险因素，与吸烟一样，在加重临床症状的同时，还会降低治疗反应。另外，饮酒还会增加银屑病患者发生心血管不良事件的风险，所以银屑病患者能不饮酒还是尽量别饮[4]。

Q 银屑病患者可以吃辣吗

A 可以。

目前并没有研究发现辛辣食物和银屑病的发病或加重有什么关联性。银屑病患者在正常饮食中不用特别忌讳吃辣椒，以前怎么吃辣，现在就能怎么吃辣，只要在个人承受范围内就可以 [4]。

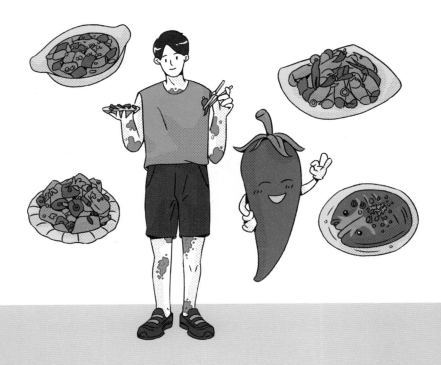

Q 银屑病患者可以吃海鲜吗

A 可以。

目前在吃海鲜这件事情上，不同国家的研究结果不太一样。

欧美和部分亚洲国家发现，多吃海鲜，或者采取"地中海饮食"（鱼肉成分较多）可以降低银屑病的严重程度。

但我国却有证据表明，鱼虾是诱发银屑病的因素之一，不过研究的样本都来自那些本身就很少吃海鲜的地区，所以证据的质量不高，目前还无法证实吃海鲜与银屑病之间的相关性。

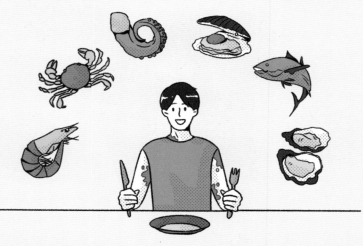

考虑到海鲜是优质蛋白质的来源之一，也是沿海地区饮食结构的重要组成部分，盲目避开海鲜，可能影响到部分患者的生活质量，故除非本身对海鲜过敏[4]，否则不用刻意回避。

Q 银屑病患者可以吃牛羊肉吗

A 可以吃。

当前有研究试图明确牛羊肉与银屑病之间的相关性，但证据大多级别低且研究结果不一致，因此目前没办法确定牛羊肉与银屑病发病相关。

牛羊肉是中国人重要的蛋白质摄入来源之一，在部分少数民族地区甚至占据饮食结构的主导地位。

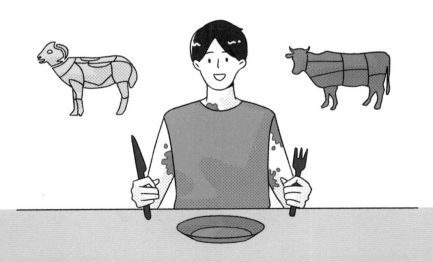

因此，我国指南不建议银屑病患者特意忌食牛羊肉，只要不对牛羊肉过敏，按照个人既往饮食习惯食用即可[4]。

Q 银屑病患者可以吃水果吗

A 银屑病患者当然可以吃水果，而且适当多吃水果有益健康。

多食蔬菜、水果能够改善血脂，调节代谢，减轻体内慢性炎症，可能对银屑病患者有益，同时可降低心血管疾病、癌症发病率和全因死亡率，所以建议银屑病患者多食蔬菜水果。

需要注意的是，对于合并糖代谢异常的患者，建议在内分泌专科医生的指导下摄入水果[4]。

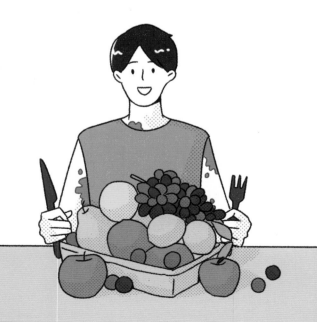

银屑病患者能喝咖啡吗

A 当然可以喝咖啡。

咖啡含有抗氧化成分，能够减轻炎症状态，对机体不同系统（包括免疫系统）具有潜在益处。

有研究表明 [5]，喝咖啡不会加重银屑病，还能提高银屑病药物治疗（如甲氨蝶呤和柳氮磺吡啶）效果。

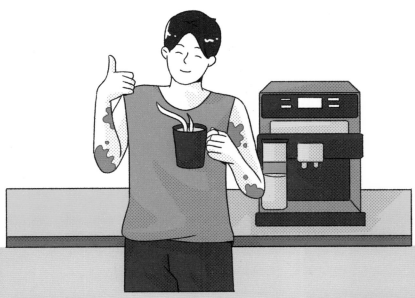

进一步分析发现，喝咖啡的银屑病患者的 PASI 评分（即银屑病面积和严重程度指数）显著低于不喝咖啡的患者，在每日饮用 3 杯咖啡的患者中，PASI 评分和代谢综合征的患病率均最低 [5]。

Q 银屑病患者能喝奶茶吗

A 可以喝，但要适可而止。

奶茶中含有奶制品与糖，是高热量饮品，经常喝奶茶可能会导致肥胖。

虽然国内外指南均未明确指出银屑病患者不能进食奶制品和糖类，但国内指南建议伴有肥胖／超重的银屑病患者减肥，建议伴有代谢综合征的患者采取低热量饮食[4]。

高糖饮食是西式饮食的显著特征，研究表明短期摄入西式饮食可能加重银屑病，银屑病患者应采取低糖的健康饮食模式[6]。

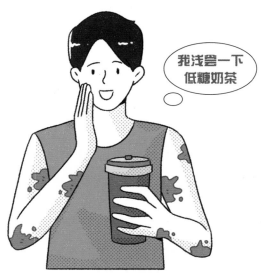

因此，
银屑病患者能喝奶茶，但不宜过多饮用。

银屑病患者要额外补充维生素吗

A 建议补充。

氧自由基能损伤血管内皮，增加小血管渗透性和炎症细胞通过，从而加重银屑病的炎症。维生素 A、维生素 C、维生素 E、β 胡萝卜素都能对抗这种氧自由基带来的伤害。

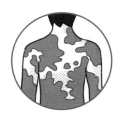

药物依赖性

建议补充：维生素 C、β 胡萝卜素、黄酮类化合物。

银屑病性关节炎患者

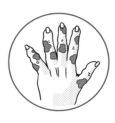

建议补充：硒、辅酶 Q10、维生素 E。

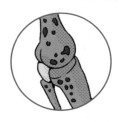

骨量减少的患者

建议补充：阿法骨化醇（遵医嘱）。

有研究表明，富含维生素 C、β 胡萝卜素和黄酮类的食物，如绿色蔬菜、胡萝卜、西红柿和水果等，有助于改善银屑病的皮损，患者可以适当多吃。

国内指南还推荐银屑病性关节炎患者在系统治疗的基础上补充硒、辅酶 Q10 和维生素 E，有骨密度下降的患者要在医生的指导下口服阿法骨化醇改善关节症状[4]。

Q 银屑病患者需要注意什么样的饮食习惯

A 一般来说，银屑病患者不用特别忌口，辛辣食物、海鲜、牛羊肉都能吃[4]。

但如果出现了指南里提到的这三种情况，就要加以注意。

01 合并"三高"（高血压、高血糖、高血脂）、肥胖／超重，特别是银屑病性关节炎：建议低热量饮食。

02 抗麦胶蛋白抗体阳性的脓疱型银屑病患者：建议避开含有麸质的食物（主要是面食）。

03 红皮病型银屑病患者：建议要补充硒、辅酶 Q10 和维生素 E，如果合并低蛋白血症，还建议多吃优质蛋白。

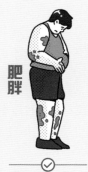

肥胖

⊘

瓜果、蔬菜
粗粮、鱼肉

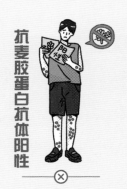

抗麦胶蛋白抗体阳性

⊗

面食

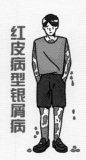

红皮病型银屑病

⊘

硒、辅酶 Q10
维生素 E

Q 银屑病患者应该多吃什么、少吃什么

A 总的来说，银屑病患者进食普通饮食就可以。

美国银屑病基金会指出，特定的食物、营养补充剂、饮食模式对银屑病病情没什么明显影响，所以不作推荐[4]。

考虑到肥胖、高血压、糖尿病、高脂血症、代谢综合征、心血管疾病是银屑病患者比较常见的共病，反而是这些共病受饮食习惯的影响比较大，所以国内指南推荐银屑病患者多吃蔬菜和水果，减少油腻饮食[4]。

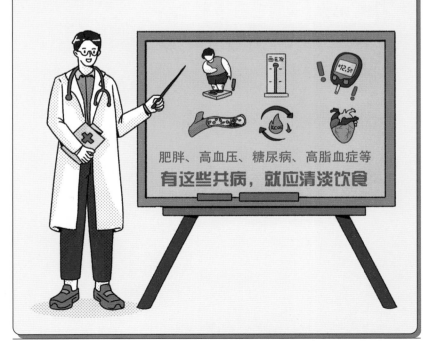

肥胖、高血压、糖尿病、高脂血症等
有这些共病，就应清淡饮食

第二节

生活管理

Q 如何根据季节变化管理银屑病

A 银屑病的病情有着明显的季节波动性，表现为冬重夏轻[6]。

夏季

病情较轻，可适当降低治疗的强度。

- 停止紫外线光疗。
- 降低糖皮质激素的强度和用药频率。
- 减少涂抹润肤剂的频次。

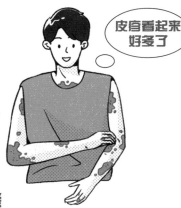

> 皮疹看起来好多了

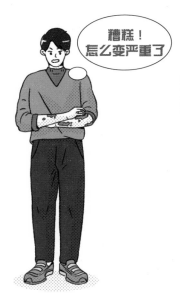

> 糟糕！怎么变严重了

冬季

病情容易复发或加重，应该结合病情加强治疗。

- 加用紫外线光疗。
- 提高药物治疗强度：包括增加糖皮质激素的强度和用药频率，中重度患者可能还需要加用传统系统治疗或生物制剂治疗。
- 加强皮肤保湿力度，多涂抹润肤乳。
- 尽量避免上呼吸道感染性疾病（如感冒），一旦出现应积极治疗。

Q 银屑病会冬重夏轻吗

A 会冬重夏轻。

我国早在 1984 年的银屑病流行调查中就已经发现，病情加重的病例数中，冬季最多，夏季最少。

另一项对 12 000 多例银屑病患者临床特征的全国性调查也显示，季节变化是银屑病复发或加重的最常见的诱发因素，其中冬季复发或加重者占 48.8%，春季占 23.1%，秋季占 17.1%，夏季占 8.4%[8]。

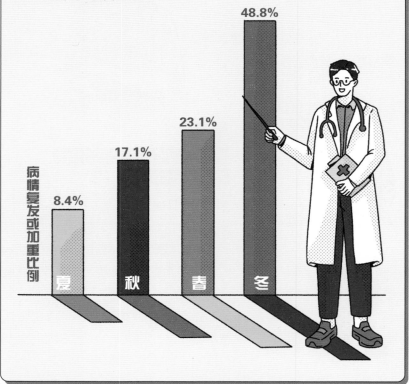

Q 夏季银屑病有什么特殊的护理需求

A 夏季对银屑病患者而言，病情通常减轻，但仍有一些与湿热天气有关的特殊注意事项。

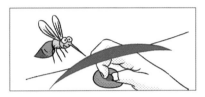

避免蚊虫叮咬和搔抓

抓破皮肤后可能会引发同形反应，从而诱发或加重皮损。

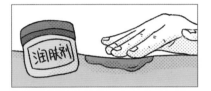

避免热痱

夏天用润肤剂时，应避开油腻的封闭型润肤剂（如凡士林），选择相对清爽的类型，以防出现热痱。

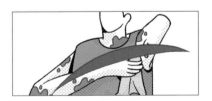

皱褶部位避免出汗过度

反向型银屑病患者的皮疹会出现在腹股沟和乳房下等容易出汗的皱褶部位，应该注意保持局部皮肤干燥，避免出汗过度引发浸渍，甚至进一步导致感染。

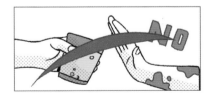

避免饮酒

喜欢在夏季喝啤酒消暑的银屑病患者得管住嘴，酒精容易使病情加重。

本问负责编委：刘栋华 广西医科大学第一附属医院 ｜ 第 278 问 ｜ 351

Q 夏季银屑病患者吹空调要注意什么

A 避免感冒，适当加湿。

目前并没有吹空调可能加重银屑病的证据，但有两点需要银屑病患者注意。

避免感冒

感染是银屑病的诱发和加重因素，而感冒作为感染之一，故在吹空调时需要注意。

适当加湿

由于银屑病皮损通常比较干燥，若空调房空气过于干燥，会加重皮损和瘙痒感。

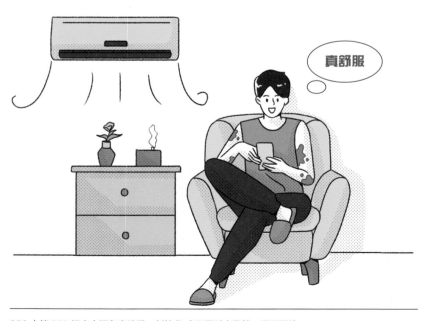

真舒服

Q 夏季银屑病病情缓解了可以停药吗

A 银屑病的治疗应遵循"分型分级治疗"的原则，病情的严重程度不同，治疗的力度也会不同[9]，如果在夏季银屑病病情有所缓解，相应的治疗强度也应降低。

01 外用药

可以考虑停用强效糖皮质激素，改为弱效激素或非激素替代治疗。

02 紫外线光疗

酌情减量或停用。

03 传统系统治疗

酌情减量或停药。

04 生物制剂

酌情减量或停药（对于有经济负担的患者来说，夏季可能是个省钱的好时机）

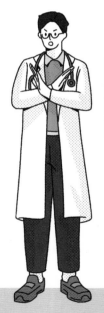

禁止擅自停药
得按医嘱办事

银屑病系统治疗或生物制剂停药应谨慎，要在医生的指导下进行，患者不应擅自停药，以防病情反弹，甚至导致病情升级，引发脓疱型或红皮病型银屑病。

秋冬季节银屑病加重怎么办

A 秋冬季节银屑病病情加重的现象很常见，按照"分型分级治疗"的原则，可以根据病情严重度适当提高治疗力度。

01 皮肤护理

改用封闭性强一些的乳液，加强保湿。

02 治疗用药

考虑将弱效激素或非激素改为强效糖皮质激素。必要时加用传统系统治疗、紫外线光疗，如果疗效不好，还可以考虑使用生物制剂。

03 疾病防护

保证规律的生活作息，充足的睡眠、适当的体育锻炼有助于恢复机体的正常免疫功能，预防银屑病复发。适度的日光浴也可缓解病情，但应注意避免晒伤。冬季是链球菌感染的高发季节，链球菌性咽喉炎可能加重银屑病患者的病情，患者应注意防护，出现感染症状后要及时治疗。

04 生活习惯

冬季居住环境往往比较密闭，吸烟后环境中烟草颗粒和尼古丁的浓度均高于夏季，银屑病患者应避免吸烟 [8]。长期饮酒也可加重银屑病。戒烟限酒对缓解病情及减少复发具有重要意义。

Q 冬季银屑病应该如何护理

A 冬天护理银屑病，以下三点得注意。

01 保湿护理

冬季皮肤干燥，患者应加强对皮肤的保湿，增加涂抹保湿剂的频率，选用保湿效果更强的保湿剂，如维生素 E 霜或软膏、凡士林软膏等更为油腻、封闭效果更好的产品。同时，还应注意居住环境的保暖和保湿。

02 清洁护理

避免过度清洁皮肤。洗澡次数过多、洗澡水温度过高、用力搓洗皮肤、使用肥皂等碱性清洁剂等行为，都会损伤皮肤屏障。

03 日晒护理

患者在病情稳定期经常晒太阳有助于预防疾病复发，但不建议通过长时间暴晒的方法治疗银屑病 [10]。

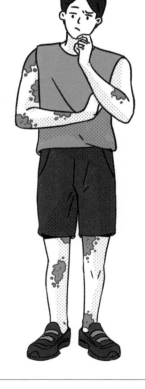

具体见下页……

01 保湿护理

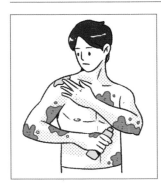

操作

- 增加涂抹保湿剂的频率，选用保湿效果更强的保湿剂
- 注意室内保暖和湿润

注意事项

⊘ 维生素 E 霜或软膏　⊘ 加湿器

⊘ 凡士林软膏　　　　⊘ 暖气

02 清洁护理

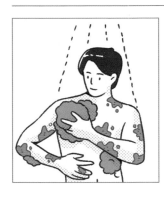

操作

- 避免损伤皮肤屏障

注意事项

⊗ 洗澡次数过多

⊗ 洗澡水温度过高（推荐水温：32~37℃）

⊗ 用力搓洗皮肤

⊗ 用肥皂等碱性沐浴露

03 日晒护理

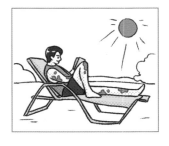

操作

- 在病情稳定期经常晒太阳有助于预防疾病复发

注意事项

⊗ 长时间暴晒

Q 银屑病患者可以养宠物吗

A 可以养宠物。

目前还没有证据表明银屑病患者不能养宠物。

尽管狗毛和猫毛是变应原筛查的常见项目，可能使对宠物过敏者发生荨麻疹等。但银屑病并不是过敏性疾病，银屑病瘙痒是因为疾病本身的炎症而不是过敏所致。

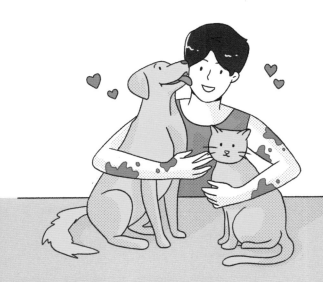

所以，只要不对宠物过敏，银屑病患者是可以养可爱的小宠物的。

Q 甲流对银屑病患者有什么影响

A 有研究人员发现，病毒感染之后，人体抗病毒免疫应答如果失调，可能会触发银屑病的皮肤炎症。

已证实银屑病和乙肝病毒、丙肝病毒、人乳头瘤病毒、人类免疫缺陷病毒等感染有关[11]，但甲流是否也有类似影响，目前还缺乏证据。

但是，甲流可能通过另一条路来影响银屑病。

甲流患者通常容易同时出现呼吸道细菌感染的情况，常见的病原菌包括链球菌[12]，而链球菌感染已被证实可以诱发或加重银屑病[13]。

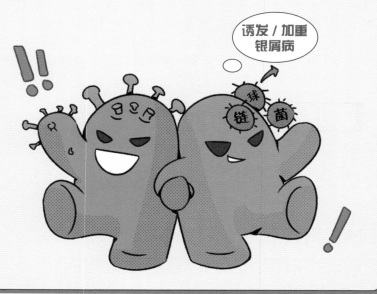

Q 如何预防甲流对银屑病的负面影响

A 不想让甲流影响银屑病病情，得先防住甲流。

个人防护

规范佩戴口罩、做好手部卫生、注意咳嗽礼仪，在流感季节尽量避免去人群密集的地方，避免接触有呼吸道症状的人群。

环境防护

保持环境卫生，经常开窗通气，定期清洁消毒卫生间、门把手、楼梯扶手等经常被摸到的位置。

接种疫苗

建议患者积极接种甲流疫苗，特别是准备接受生物制剂治疗的患者，应在用药前接种甲流疫苗，并每年接受一次强化免疫接种 [13]。

及时就诊

一旦意识到自己可能感染了甲流，就应该第一时间就医确诊，及时接受相应的治疗，加快痊愈。

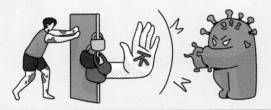

Q 银屑病患者得了甲流应该怎么办

A 这方面的研究和证据相对比较少，目前没有很明确的结论。

如果疑似继发细菌感染，特别是链球菌性咽喉炎，要及时进行抗菌治疗，以防链球菌感染加重银屑病病情[8]。

另外，使用生物制剂治疗的过程中，一定要密切关注感染方面的问题。

使用生物制剂治疗的患者容易出现感染

在 9 350 例银屑病患者中，190 例发生了严重感染，患者住院期间较常见的严重感染是败血证和肺炎[14]。

使用生物制剂治疗的患者有过甲流感染死亡案例

有用英夫利西单抗治疗的银屑病患者死于甲流感染的病例[13]。

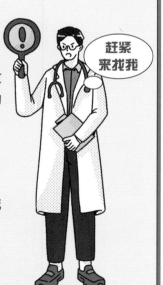

赶紧来找我

因此，接受生物制剂的患者感染甲流后要注意监测和治疗。

第三节

出行管理

Q 银屑病患者需要运动吗

A 建议定期运动。

运动不足是引起脂肪堆积的主要因素，而脂肪细胞又是促炎脂肪因子的来源，可能会诱导 Th17 细胞分泌促炎细胞因子（TNF-α 和 IL-6）。

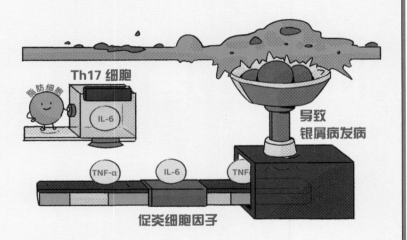

研究发现银屑病患者运动的积极性比较低，很多人运动量不够，有运动的人也不太规律，运动不足确实可以成为银屑病发病的危险因素[15]。

定期进行中高强度体育锻炼，不仅可以预防超重、肥胖引发的炎症情况，改善免疫力，还有利于患者的精神健康，减轻心理压力、焦虑和抑郁[15]，对银屑病的治疗很有益[1]。

Q 银屑病患者可以进行哪些有氧运动

A 银屑病患者可根据自身实际情况，定期进行中等强度的运动，例如：跑步、打篮球、跳舞、瑜伽、打羽毛球、园艺劳动等[10,15]。

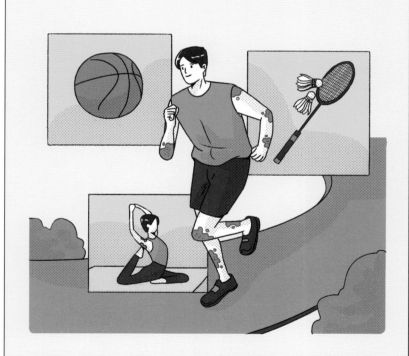

但要注意，有些竞技运动，比如拳击、散打可能导致皮肤受伤，引发同形反应，加重皮疹，建议在皮疹缓解之前先避开这类运动。

银屑病患者能出汗吗

A 可以出汗。

有研究表明，桑拿浴对银屑病患者有益[16]，进而认为出汗对银屑病患者无害。

不过还是建议银屑病患者应尽量保持身体干爽；长时间大量出汗，部位易出现浸渍、糜烂而加重病情。

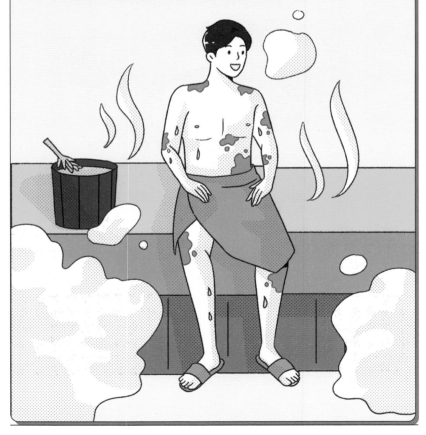

Q 减肥有助于减轻银屑病吗

A 有帮助！

肥胖与银屑病的发病率、患病率、严重程度和共病的发生密切相关，还会增加银屑病性关节炎及心血管共病的发病风险。

减肥可改善银屑病的病情、减少疾病复发。

有 Meta 分析[17]发现，通过非药物、非手术方法减重，PASI 评分（即银屑病面积和严重程度指数）平均降低 2.58，显著改善了银屑病皮损的炎症，还可以明显缓解银屑病关节炎的症状。

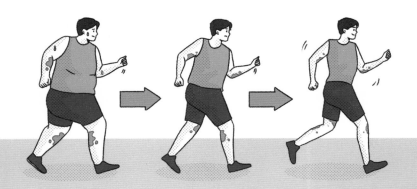

因此，
建议肥胖 / 超重的银屑病患者减重[4]。

Q 银屑病患者日常外出有哪些注意事项

A 银屑病患者日常外出时，需要注意避免加重银屑病的因素，建议如下。

保护皮肤

在银屑病进展期，户外活动时应避免外伤和晒伤，以免引发同形反应而出现新的皮疹。

避免感染

上呼吸道感染的高发季节，如在人群密集的场所，建议戴口罩加以防护，以免感染加重病情。

注意饮食

朋友聚会时，尽量避免吸烟或饮酒。

劳逸结合

外出旅游时，避免过度疲劳或精神紧张。

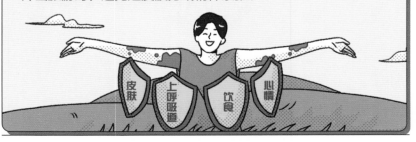

Q 面部有皮损时能戴口罩吗

A 会对皮损有影响。

适当佩戴口罩不会让面部银屑病皮损变严重。相反，佩戴口罩可有效地预防上呼吸道感染。要知道，上呼吸道感染是银屑病中常见的加重因素。

但戴口罩也有讲究，选择大小和松紧度适当的口罩，调整鼻夹使其与皮肤贴合而不致过度压迫，以免面部长时间受到压迫而引起皮肤破损。如果此时患者处于银屑病进行期（活动期），则可能在外伤部位诱发新的皮损。

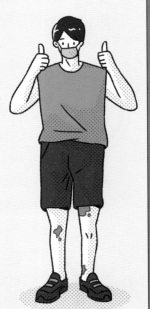
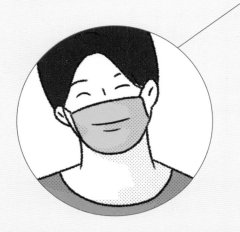

Q 银屑病患者出差和旅游时要注意什么

A 出差和旅游前应做好以下五项准备工作，避免在旅途中发生银屑病加重的情况。

注意带上适量口罩，在人群密集的场所，包括在公共交通工具等密闭场所，最好戴口罩以防上呼吸道感染而加重病情。

注意携带防晒产品与驱蚊产品等，避免晒伤、蚊虫叮咬和外伤，以免引发皮肤破损和同形反应。

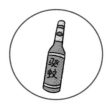

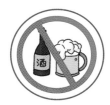

避免过于疲劳、精神紧张和应酬饮酒。

从温暖、湿润地区前往寒冷、干燥地区，应注意保暖并加强皮肤保湿。

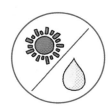

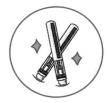

出发前应检查是否携带银屑病常用药物，特别是接受生物制剂治疗的患者，应关注下一次计划注射日期，预先作出安排。

Q 银屑病患者可以献血吗

A 有些银屑病患者不能献血。

有文献指出，慢性皮肤病患者，特别是传染性、过敏性及炎症性全身皮肤疾病患者，如头癣（真菌感染）、广泛性湿疹及全身性银屑病等，均不能献血[18]。中国红十字会官网有关无偿献血体检标准也指出，献血者的皮肤应为"无黄染，无创面感染，无大面积皮肤病"，而银屑病严重时可累及全身，当银屑病累及面积较大时，患者不能献血。

另外，银屑病的常用系统治疗药物阿维 A 的药品说明书也指出：正在服用维 A 酸类药物治疗及停药后 2 年内，患者不得献血。

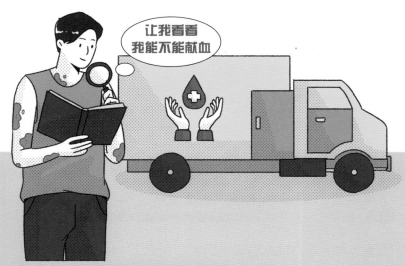

让我看看我能不能献血

因此，银屑病累及面积比较大或频繁复发的患者以及服用维 A 酸类药物治疗的患者均不能献血。

Q 银屑病患者可以做近视手术吗

A 可以，但建议由眼科医生综合判断。

目前还没有研究表明银屑病是近视手术的禁忌证。银屑病生物制剂治疗指南中提到，低风险手术，如眼部手术等，不需要停药[19]。

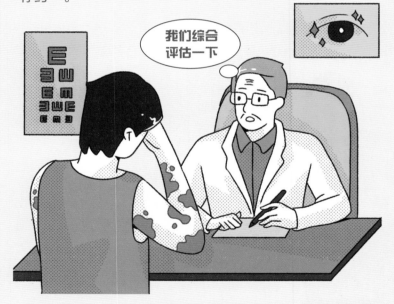

我们综合评估一下

需要注意的是，银屑病的眼部并发症众多，几乎涉及眼的任何部分，患者可表现为干眼、睑缘炎、结膜炎和葡萄膜炎[20]，这些并发症的性质和程度是否影响近视手术尚无指南或共识，需要由眼科医生综合判断。

Q # 银屑病患者可以注射 HPV 疫苗吗

A 疾病进行期暂缓接种，稳定期可以接种。

疾病进行期

出现以下情况，不宜接种 HPV 疫苗。

- 红斑浸润明显
- 鳞屑较厚
- 周围有红晕
- 同形反应阳性 [22]

如果正在使用生物制剂，建议间隔开，不要在同一天注射；如果使用免疫抑制剂，建议停药或者剂量较小接种。

疾病稳定期

HPV 疫苗属于重组疫苗，接受生物制剂或免疫抑制剂治疗的银屑病患者接种 HPV 疫苗无安全性风险，但可能影响免疫效果 [19,21]。

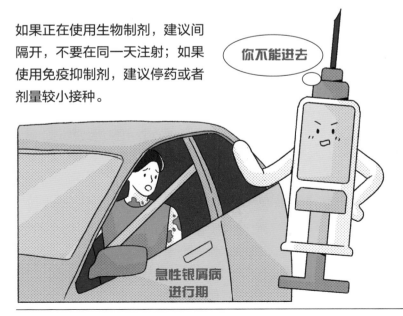

你不能进去

急性银屑病
进行期

Q 银屑病关节炎患者如何进行居家康复训练

A 需要根据关节炎的严重程度，在医生的建议下采取不同的训练方法。

一般先被动，再主动，逐渐增加强度，忌超负荷运动。

银屑病关节炎患者可适当采取锻炼、理疗和技能训练等康复治疗，具体可参考以下运动。

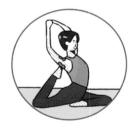

活动关节的柔韧运动

如柔韧体操、外周关节
屈伸与侧弯运动 [23]

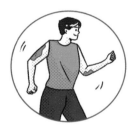

有氧运动

每周进行中等强度的有氧运动
运动时间 ≥ 150 分钟

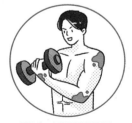

肌力增强运动

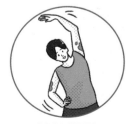

拉伸运动

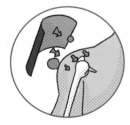

**冷敷和热敷肿痛
的关节** [24]

Q 得了银屑病，影响考公、考编、考研吗

A 不影响。

本病不传染，不是考公、考编、考研的禁忌。

通过适当治疗，皮损可以达到完全或者近乎完全恢复。

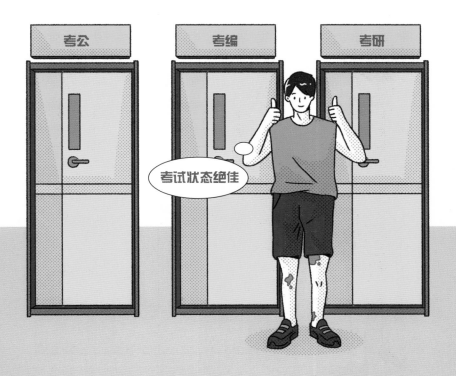

Q 生物制剂可以带上飞机吗

A 可以。

中国民用航空总局《关于禁止旅客随身携带液态物品乘坐国内航班的公告》第四条规定：

糖尿病患者或其他患者携带必需的液态药品，经安全检查确认无误后，交由机组保管。

所以，如果治疗用药期间有出远门坐飞机的情况，不必担心，注意好药物的保存（通常 2 ~ 8℃保存），准备好医生处方或者医院证明，登机前提供给工作人员即可。

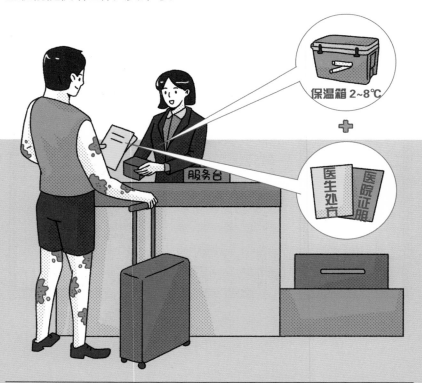

保温箱 2~8℃

医生处方 医院证明

服务台

Q 生物制剂必须要用冰袋保存吗

A 是的，生物制剂要求在 2~8℃保存，需要使用冰袋。

生物制剂	保存要求
司库奇尤单抗	🌡 2~8℃ （冷藏，注意不可冷冻）
依奇珠单抗	🌡 2~8℃（冷藏）
乌司奴单抗	🌡 2~8℃ ⊘ 避光
古塞奇尤单抗	🌡 2~8℃ ⊘ 避光
依那西普	🌡 2~8℃ ⊘ 避光 💧 干燥
英夫利西单抗	🌡 2~8℃ ⊘ 避光
阿达木单抗	🌡 2~8℃（冷藏）

第四节

皮肤管理

Q 银屑病患者应该先护肤还是先涂药

A 在治疗期和预防期，银屑病患者护肤和涂药的顺序是不一样的[25]。

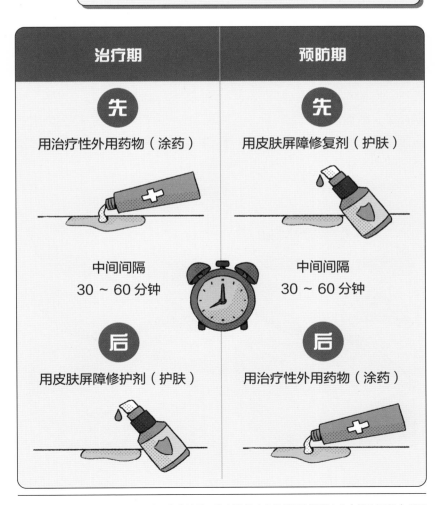

治疗期	预防期
先	**先**
用治疗性外用药物（涂药）	用皮肤屏障修复剂（护肤）
中间间隔 30～60分钟	中间间隔 30～60分钟
后	**后**
用皮肤屏障修护剂（护肤）	用治疗性外用药物（涂药）

保湿对于银屑病有什么好处

A 银屑病患者的皮肤屏障功能是明显受损的——表皮细胞间基质合成障碍，让表皮的锁水能力下降，皮肤就像干裂的墙皮一样干燥脱屑，引发或加重银屑病皮损问题。

润肤剂就像"水泥"，特别是含有神经酰胺/类神经酰胺、甘油、透明质酸、尿囊素、维生素 E、尿素等活性成分的润肤剂，能促进皮肤屏障修护，有利于皮损的恢复、降低银屑病的复发率，并且能减轻复发时的严重程度 [26]，让皮肤重回平滑。

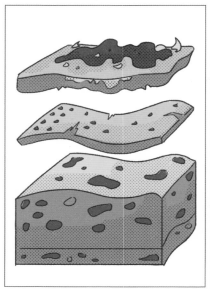

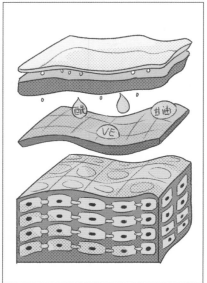

Q 如何选择适合银屑病患者的保湿产品

A 不同的润肤剂，其剂型、配方、油脂含量、保湿成分、价格等都不一样，可以综合考量，选一款适合自己的产品。

根据皮肤干燥程度选剂型

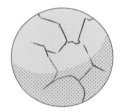
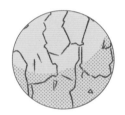
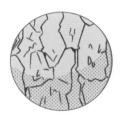

皮肤轻度干燥	皮肤中度干燥	皮肤非常干燥
乳液类	乳霜、凝胶类	软膏类

根据皮肤损伤程度选成分

神经酰胺、脂肪酸、尿素、马齿苋、甘油、葡聚糖 – 青刺果

有助于修护皮肤屏障

乳化剂

可能造成皮肤瘙痒 [27]

Q 银屑病患者要防晒吗

A 需要防晒。

虽然紫外线光疗是银屑病的治疗方法之一，但治疗时用的波段主要为 311~313nm[26]。晒太阳的时候，其他波段没法避免，会引起患者皮肤光老化，诱发或者加剧各种光线相关性皮肤病[28]。有研究表明，晒太阳会导致活性氧的产生，而"活性氧生成增加"和"抗氧化功能不足"已被证实为银屑病的危险因素，会进一步增加光敏性银屑病的发生率[29]。

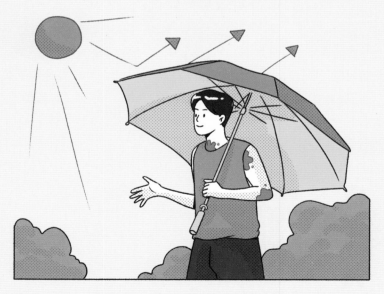

另外，正在口服阿维 A 或进行紫外线照射治疗的银屑病患者，也需要避免过度日晒[25]。

Q 如何正确使用防晒霜来保护皮肤

A 皮损部位与无皮损部位需要采用不同的防晒方式。

局部皮肤破损：应尽量避免使用防晒霜。

无皮损部位：跟普通人一样使用防晒，具体操作可以参考以下几点。

01 出门前 15 分钟涂抹防晒霜，每隔 2~3 小时补涂一次。

02 涂抹量为 1 分钱硬币大小，要均匀地涂在全脸上。

03 身上暴露部位也要涂抹防晒霜，如果头顶毛发稀疏、耳廓暴露在外，这些位置不方便涂抹防晒霜，可以考虑打伞或者戴帽子。

04 要根据地区、季节、当日的紫外线指数和室外活动时长来选择防晒霜参数。

活动环境	推荐日光防晒指数	推荐 UVA防晒指数	其他注意事项
阴天或在树荫下的室外活动	SPF 15~25	PA+ ~ ++	/
直接在阳光下活动	SPF 25~30+	PA++ ~ +++	/
雪山、海滩、高原等环境或春末、夏季阳光下活动	SPF 50+	PA++++	/
涉及出汗或水下工作	/	/	选防水抗汗类产品[28]

Q 哪种防晒霜适合银屑病患者使用

A 推荐选用成分更稳定的物理防晒剂。

银屑病患者的皮肤屏障功能受损，同时还会出现瘙痒症状，选择相对稳定、不易致敏的物理防晒剂更合适。

类型	物理防晒	化学防晒
作用原理	反射、散射日光	吸收日光
防晒成分	二氧化钛、氧化锌等	水杨酸盐及其衍生物、肉桂酸酯、二苯甲酮等
优点	成分稳定 更适合敏感人群	轻薄 容易涂匀
缺点	厚重泛白 不易涂均匀	稳定性相对差 容易被皮肤吸收 可能导致接触过敏 或者光敏作用[28]

Q 如何缓解银屑病引起的瘙痒感

A 临床上，医生通常会将治疗的重点放在银屑病本身，通过减轻病情来缓解瘙痒。

目前，常规的止痒方案如下。

01 口服抗组胺药（效果有限）、某些抗焦虑药。

02 外涂保湿润肤剂、糖皮质激素或薄荷制剂。

03 皮损的位置避免摩擦和冷热刺激。

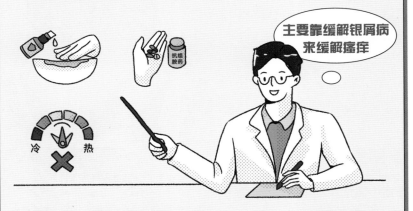

主要靠缓解银屑病来缓解瘙痒

最新研究认为，英夫利西单抗、阿达木单抗、伊那西普、乌司奴单抗等生物制剂对于银屑病瘙痒，尤其是重度瘙痒，有明显的疗效[30]。如果瘙痒情况已经影响到正常生活，建议告诉医生，适当调整用药。

Q 银屑病的色素印记会消失吗

A 银屑病的色素沉着会随时间逐渐消失。

出现色素沉着的原因如下。

炎症后的色素沉着

表皮细胞不再"疯长"，黑色素被表皮带走的速度也跟着变慢，但黑色素细胞产生黑色素的能力仍然亢进，导致表皮细胞获得的平均黑色素浓度升高[31]。

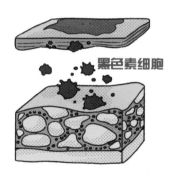

黑色素细胞

受紫外线光疗的影响

窄谱中波紫外线或 308nm 激光治疗，都可能把患者"晒黑"[32]。

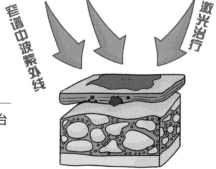

窄谱中波紫外线

激光治疗

不过，无论是炎症还是光疗引起的色素沉着都不是永久的，随着时间的延长，表皮细胞和黑色素细胞将恢复正常功能和代谢，色素沉着也会逐渐消退。

Q 有什么方法可以减轻或淡化色素印记

A 色素印记，其实就是"炎症后色素沉着"，是银屑病常见的情况之一。

想要减轻或淡化，就要针对色素，进行"攻""守"两头抓。

- 淡化色素沉着：外用脱色治疗，如氢醌制剂、壬二酸、曲酸、熊果苷和某些甘草提取物；口服维生素 C、维生素 E、烟酰胺等也有助于脱色 [32]。
- 通过抑制黑色素小体转移、抗氧化等机制抑制黑色素产生：外用维 A 酸类、抗坏血酸、烟酰胺、甲喹醇、N-乙酰氨基葡萄糖等。

- 避免晒太阳。
- 避免对皮肤搔抓或烫洗。

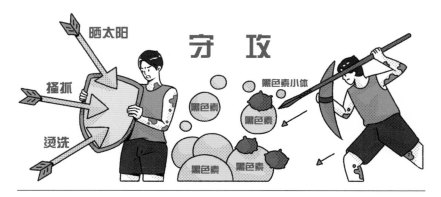

Q 银屑病患者如何摆脱皮屑困扰

A 随着银屑病加重，皮屑就像个"显眼包"，会越来越多。

正常表皮细胞分裂周期是 28 天左右，但银屑病患者的表皮细胞受炎症刺激后变得异常活跃，分裂周期缩短到 3 ~ 4 天，产量也比正常时增加了 28 倍。

因此，得从缓解银屑病病情入手，外用药、口服药、光疗和生物制剂治疗均可有效减少皮屑。

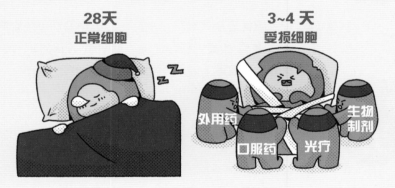

除此之外，外涂以下两类产品也有助于去除皮屑[26]。

角质促成剂
如 2% ~ 5% 焦油或糠馏油、5% ~ 10% 黑豆馏油、3% 水杨酸、3% ~ 5% 硫磺。

角质松解剂
如 5% ~ 10% 水杨酸、10% 硫磺、20% 尿素、0.1% 维 A 酸、5% ~ 10% 乳酸制剂。

Q 有哪些特殊的洗发水或沐浴露可以帮助去除皮屑

A 市面上去皮屑的产品很多，但要擦亮眼睛挑选，患者可以参考以下内容选择去除皮屑的产品。

洗发水 [33,34]	沐浴露
煤焦油洗发水	
水杨酸洗发水	
二硫化硒洗剂	暂没有特别的成分建议，
氯倍他索香波	可选择刺激性低的弱酸性产品
吡硫鎓锌香波	
酮康唑洗剂	

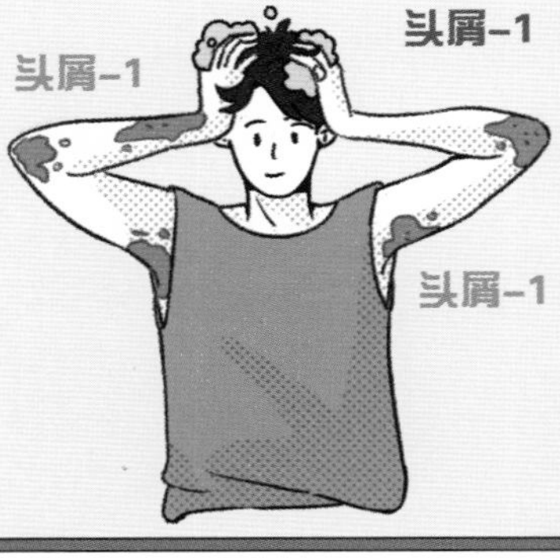

头屑–1

头屑–1

头屑–1

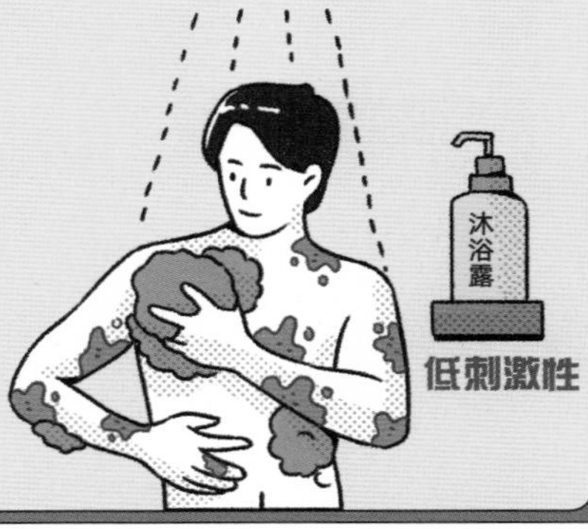

沐浴露

低刺激性

Q 银屑病患者洗浴时应注意什么

A 由于银屑病患者每天都会产生大量的皮屑，为去除皮屑、缓解瘙痒，患者每天都应洗浴。

由于不同类型的银屑病临床表现不同，所选择的洗浴方式、方法也要有所区别。

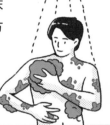 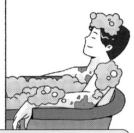

疾病类型	方式	洗浴方法	注意事项
急性点滴型银屑病	沐浴		/
肥厚斑块状银屑病	泡洗		/
大面积红皮病型银屑病	沐浴	水温：35~37℃ 洗浴时间：最好不超过15 分钟 最佳频率：每日 1 次[23]	● 要严格控制水温 ● 洗浴时可酌加杀菌剂以预防感染[35]
脓疱型银屑病	沐浴		洗浴时可酌加杀菌剂以预防感染[35]
关节病型银屑病	沐浴 泡洗		由于关节活动不利，要特别注意洗浴环境的安全，注意安装防滑垫、安全扶手、呼叫器等[35]

Q 银屑病患者可以搓背吗

A 可以，但要注意力度。

银屑病患者在洗浴时搓背，好处是可帮助去除过多的皮屑，有助于皮损消退。

但如果力度过大，可能会擦破皮肤引起点状出血，如果此时患者处于银屑病进行期（活动期），擦破的皮肤部位可能诱发新的银屑病皮损，从而加重病情。

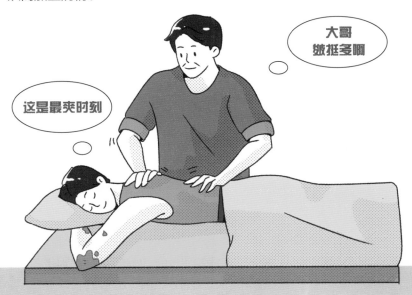

因此，银屑病患者在搓背时应轻柔，避免用力揉搓，禁用粗糙的毛巾、尼龙球揉搓和过度擦搓[23]。

Q 银屑病患者可以泡温泉吗

A 可以。

温泉实际是矿泉浴，对大多数人具有清洁皮肤、促进血液循环、改善新陈代谢、发汗等作用。

温泉水里一般含有多种矿物质，有效成分多为硫磺，有些也含有放射性物质（如放射性氡），对银屑病有一定的辅助治疗作用[23]。

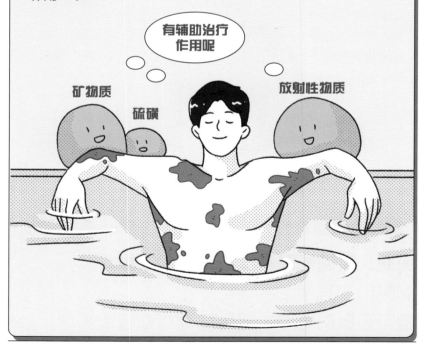

Q 银屑病患者可以游泳吗

A 斑块状银屑病进展期不建议游泳，在稳定期和消退期是可以的。

银屑病没有传染性，患者可以在公共游泳池游泳。

游泳是一种良好的运动方式，银屑病患者定期进行体育运动，可以减少脂肪组织、预防超重/肥胖、抗炎、改善免疫功能，这些都有助于银屑病的预防和治疗。

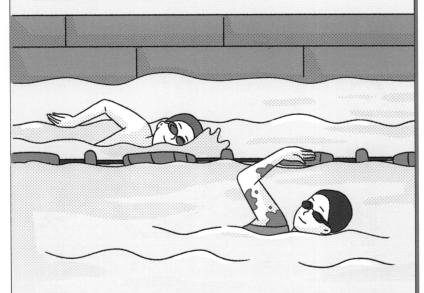

研究显示，散步、慢跑、骑自行车、游泳、柔体操、打网球等高强度运动可预防银屑病发病。对于银屑病患者，饮食干预和体育运动可降低银屑病及系统性炎症的相关风险[15]。

银屑病患者可以进行日光浴吗

A 可以。

银屑病患者采用紫外线照射、日光浴、矿泉浴等物理治疗常可取得满意疗效[36]。

如要享受日光浴，最好在以下条件下进行。

- 选择日照不是太强烈的上午或下午，即避免在紫外线最强的上午 10:00 至下午 4:00 进行日光浴。
- 每次 20 ~ 30 分钟，避免太长时间的日光浴。
- 配合使用温和无刺激的隔离、防晒霜来防止皮肤晒伤。

 避开上午 10:00 至下午 4:00 时段

 每次 20~30 分钟

 使用温和无刺激的隔离、防晒霜

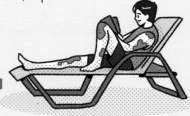

值得注意的是，过长时间的无防护日光照射会引起银屑病患者皮肤慢性损伤；长期持续下去，暴露部位皮肤会出现干燥、粗糙、脱屑、色素沉着、萎缩、皱纹增多等现象[37]。另外，年轻人使用日光浴床可能增加皮肤癌，尤其是黑色素瘤的风险[38]。

所以银屑病患者在享受日光浴的同时，要注意防护哦！

Q 银屑病患者可以化妆吗

A 可以考虑。

银屑病并不是过敏性皮肤病，理论上日常化妆不会诱发或加重银屑病。所以当面部无银屑病皮疹时，可适当使用化妆品。

但化妆品中含有光感物质（多见于防腐剂、染料、香料以及唇膏中的荧光物质等成分），有可能导致银屑病患者化妆后经过光照发生皮肤炎症性改变，引发光感性皮炎。

建议选择适合敏感皮肤和银屑病患者的特殊化妆品，以减少对皮肤的刺激或不良反应。

另外，银屑病往往伴有皮肤屏障的异常，应避免长期化妆与卸妆。

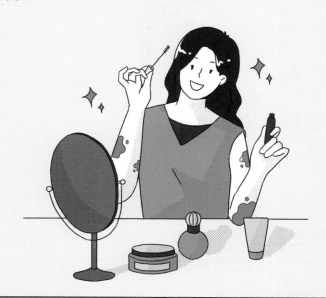

Q 甲银屑病患者可以做 "美甲" 吗

A 不建议做 "美甲"。

约 50% 的银屑病患者会有甲损伤情况，甲银屑病患者应避免持续、细微的创伤 [23]。

"美甲" 往往需要许多步骤，有些步骤可能对指甲造成损伤。

01 打磨步骤：可能会伤及指甲保护层。

02 烤灯步骤：烤灯使 "美甲" 的效果更好，却可能加重指甲受伤程度。

03 涂 / 卸甲油步骤：都会对指甲造成损伤 [39]。

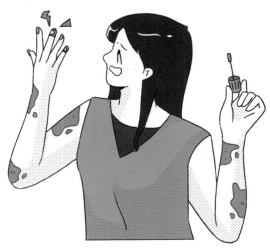

基于以上情况，银屑病患者应避免或少做
"美甲"，以免诱发或加重银屑病甲损伤。

Q 银屑病患者可以烫发吗

A 可以考虑，要看具体情况。

关于烫发 由于银屑病皮损中存在炎症和毛细血管扩张，烫发时皮肤过热可能加重炎症，烫伤则可能引发同形反应，即外观正常的皮肤受到外伤（烫伤）后，在外伤部位出现新的银屑病皮损。

- 如果头皮有银屑病皮损，不建议烫发。
- 在头皮无银屑病皮损且病情较轻的情况下，可以考虑烫发，但注意不要过于频繁。

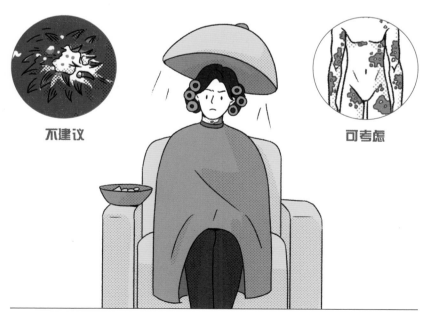

不建议

可考虑

Q # 银屑病患者可以染发吗

A 不建议，应慎重考虑。

关于染发 有国内调查[1]发现，银屑病诱因的前四位分别是感染、精神因素、饮食和染发剂。

染发剂，主要成分为对苯二胺等，而对苯二胺有以下 3 种特点。

01 已证实具有遗传毒性。

02 可引起迟发型变态反应。

03 微量的对苯二胺在短时间内可刺激表皮细胞增殖。

推测染发剂可能是通过对苯二胺等物质介导的炎症刺激或细胞增殖反应参与银屑病的发生[40]，加重病情。

如果经综合考虑依旧想染发，可以在临床治愈、病情稳定、不易复发的情况下，在医生的指导下选择使用相对温和、对人体危害小的染发剂。

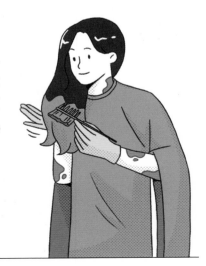

Q 银屑病患者可以脱毛吗

A 很多银屑病患者不想做"猕猴桃"，但脱毛这件事要谨慎。

现有的脱毛方法包括激光脱毛、蜡脱、电解脱毛、药物脱毛等。虽然有关银屑病患者脱毛的证据较少，但电解脱毛为有创操作，激光脱毛可引起水疱，诱发同形反应，即脱毛所致外伤部位出现新的银屑病皮损。

据了解，在"接受3次半导体激光脱毛后诱发银屑病"的个案报告中，报告者认为该例患者的银屑病可能是由于激光脱毛后皮肤损伤引发的同形反应所致[41]。

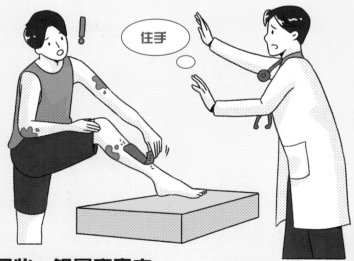

住手

因此，银屑病患者，
尤其是疾病进行期患者，接受脱毛要谨慎。

Q 银屑病患者可以文眉、文身吗

A 银屑病患者想要文眉、文身，需要谨慎决定。

因为银屑病患者进行文眉、文身，会有发生同形反应的风险。什么是同形反应？同形反应的意思是：文眉、文身会导致皮肤受损，若患者在银屑病进行期（活动期），文眉、文身的部位有可能诱发新的银屑病皮损。

一般来说，此前发生过同形反应的患者，以及目前存在活动性银屑病的患者，在文身、文眉处新发银屑病的风险更高[42]。

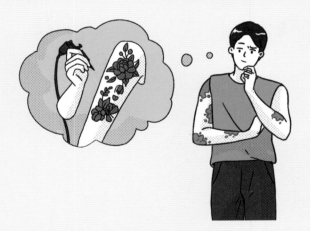

虽然文眉、文身并非银屑病患者的禁忌，但银屑病患者应了解这种风险，并选择在适当的时机，如在使用系统药物或生物制剂，病情控制良好的情况下，接受文眉、文身。

Q 银屑病患者可以做"医美"吗

A 看情况。

目前的"医美"治疗手段包括光电治疗、注射治疗和整形手术，它们都不是银屑病的禁忌证，即使接受生物制剂治疗的银屑病患者，也可接受整形手术[19]。

无创性"医美"项目

有些无创性"医美"项目，如光电治疗技术的光子嫩肤、脉冲染料激光治疗，不仅不会加重银屑病，甚至可用于治疗斑块状银屑病[43, 44]。

有创性"医美"项目

如二氧化碳激光治疗、注射美容和整形手术，则可能在创面诱发同形反应，这类"医美"项目，应尽量避免在银屑病进行期去做。如果在银屑病的缓解期要做"医美"，最好到医院里咨询皮肤科医生，在医生的指导下慎重选择"医美"项目。

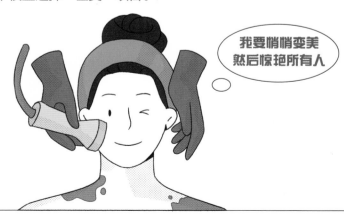

我要悄悄变美
然后惊艳所有人

银屑病患者应该如何选择衣物

A 可根据下面的建议来选择。

银屑病患者的衣物可以根据下面三点建议来进行选择。

01 通常以宽松、光滑为主。

02 冬季应充分保暖，夏季应散热透气。

03 伴有瘙痒的患者，贴身衣物以棉质为宜。

也有学者提出了银屑病患者应正确穿衣，达到"均汗""微汗"的状态，即汗多处少穿，汗少或者不出汗处多穿，具体可参考以下穿衣方法。

上半身整体

穿得薄些。

胳膊

加上套袖，或者把保暖内衣的袖子裁下来，缝在上衣的袖子里面。

腿上

尽量多穿。

同时穿衣与日晒配合，即晒太阳时要少穿，让太阳尽量直接晒到皮肤上，从户外向室内走的时候必须马上穿衣 [45]。

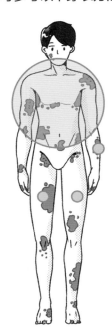

Q 银屑病皮损挠出血后应该如何处理

A 64% ~ 97% 的银屑病患者承受着瘙痒的困扰[46]，一个不留神，就会将皮损挠出血。如果不采取正确的处理措施，可能会加重感染，形成恶性循环。

银屑病患者的皮损挠出血后，应做好以下 3 点。

○ 及时用流动的水清洗出血部位，对于覆盖在上面的鳞屑，可以待软化后轻轻去除，切不可强行剥离，以免加重出血状态。

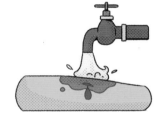

○ 不可用热水烫洗，热水虽可暂时止痒，但过后却会因皮肤毛细血管受热扩张而使渗液变多，引起瘙痒加剧。

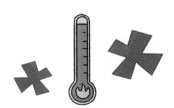

○ 如果出血较多，用碘伏消毒后，可以用云南白药等止血药局部外用，严重者及时到医院就医处理。

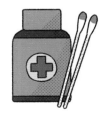

得了头皮银屑病应该如何洗头

A 由于头皮部的瘙痒、大量的鳞屑，都会让银屑病患者痛苦不堪，尴尬不已。所以掌握正确的洗头方法尤其重要。

对于洗头频次与洗发水选择可参考以下建议。

01 洗头频次：夏季，每天洗头 1 次；冬季，每周洗头 3 ~ 4 次。

02 洗发水类型：如果头皮皮损比较严重，可以选择一些含有煤焦油、水杨酸等药物成分的洗发水。若觉得清洗不干净，可再用偏弱酸性或中性的普通洗发水进行二次清洗。

想要更好地保护头皮，洗发建议做以下三点。

洗头前

尤其是长发的女性患者，先梳顺头发，以减少不必要的掉发。

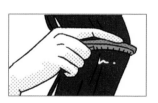

洗头时

水温控制在 40℃左右，不要过热，否则容易刺激到本已受损的头皮；同时不要用指甲搔抓，可以用指腹轻度按摩头皮。

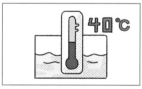

洗头后

选择吹风机的低温低挡模式吹干头发，顺着发根的方向梳顺，以减少头皮的负担。

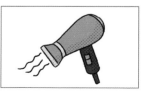

第五节

情绪管理

Q 如何应对银屑病引起的负面情绪

A 很多银屑病患者会因为银屑病尚无根治手段、常常复发而感到沮丧、焦虑。

事实上，可以换个角度去看，如把银屑病看成流感：流感每年都可能发作，也无法根治，但有办法应对它，银屑病也一样。

近年来银屑病治疗有很大发展，特别是生物制剂的问世，为中重度银屑病的充分控制一定程度上提供了有力保障。因此，无论患者的病情严重程度如何，经过合理治疗通常可能获得满意的疗效。

所以大家不必悲观沮丧，更不用担心以后病情加重难以应对。

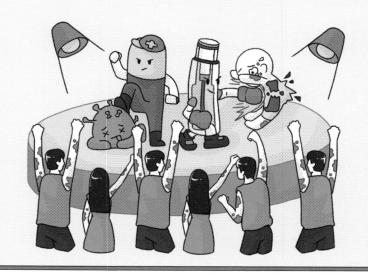

Q 如何应对银屑病引发的心理压力

A 不同的压力来源，可采用对应的方法解决。

银屑病患者的心理压力，
往往来源于多个方面。

01 对疾病复发的恐惧

02 对治疗不良反应的担忧

03 对皮损影响社交的焦虑

04 治疗费用带来的经济压力

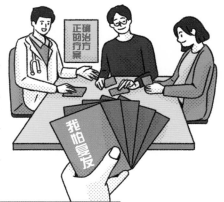

以上压力都有对应的方法，可有效改善患者的心理压力。

01 怕复发、怕不良反应

接受银屑病有关的健康宣教，对疾病的临床知识、发病机制、诱发原因和治疗方法有正确的认识；积极寻求正规治疗，在医生的帮助下筛查风险，选择合适的治疗方案。

02 怕自己变得不好看

多与家人和朋友聊聊，消除他们对银屑病的误解，使他们不必担忧会传染，以健康的心态参与社会活动和家庭活动。

03 怕治疗贵

可了解不同类型银屑病的治疗方案的费用，建议与家人商量后选择在经济可承受范围内的治疗方案。

Q 有哪些心理支持的资源可以帮助银屑病患者

A 国内有一些在线资源，能够为银屑病患者提供科普教育以及病友交流，让更多患者了解银屑病，减轻对银屑病的心理恐惧，同时向病友寻求心理上的帮助与安慰。

科普教育
- 中华医学会皮肤性病学分会银屑病专业委员会
- 中国康复医学会皮肤病康复专业委员会银屑病康复学组

病友互助
- 银屑病病友互助网

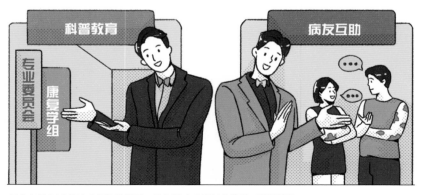

Q 银屑病影响睡眠时应该怎么办

A 银屑病患者常出现的瘙痒、焦虑和抑郁等问题，都有可能影响到睡眠，想要改善睡眠质量，可以从以下两个方向入手[46]。

缓解心理问题

认知治疗：调整对病情的认知，减轻心理压力。

放松训练：学习一些放松技巧，如深呼吸，有助于减轻紧张和焦虑。

生物反馈疗法：通过监测生理反应，学会自我调节身体的生理状态，从而减轻焦虑和瘙痒感。

口服用药：必要时可至正规医院相关科室就诊，在医生的指导下使用助眠药。

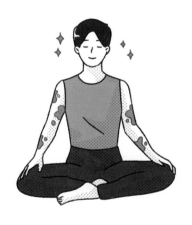

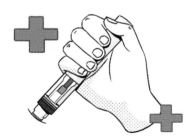

缓解皮肤瘙痒

口服用药：口服止痒药。

外用治疗：涂抹保湿润肤剂。

生物制剂治疗：如新型生物制剂或小分子药物等治疗。

Q 家人朋友得了银屑病，我可以做什么

A 很多人觉得家人朋友得了"牛皮癣"，会难以启齿，也不知道做什么好。其实银屑病并不可怕，作为患者的家人朋友，做到以下三点就能为患者提供帮助。

01 不歧视，提升自身对疾病的认知

多与患者聊聊，消除他的担心，帮助患者以健康的心态参与社会活动和家庭活动。

02 提供情感支持，倾听患者的倾诉

站在患者的角度理解他，同时鼓励患者树立积极的疾病观，既不盲目追求根治，也不消极放弃治疗。

03 在力所能及的范围内为患者提供帮助

如在用药方面的协助、在银屑病治疗方面提供医疗资讯等。

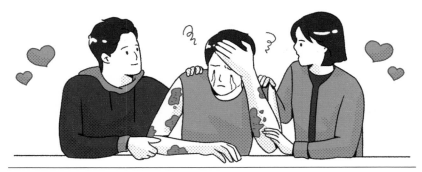

参考文献

[1] 王苏，杨森，张学军．吸烟、饮酒与银屑病 [J].临床皮肤科杂志，2017，46(7): 531-533.

[2] LONNBERG AS, SKOV L, SKYTTHE A, et al. Smoking and risk for psoriasis: a population-based twin study[J]. Int J Dermatol, 2016, 55(2):e72-e78.

[3] 王瑞平，陈思婷，位磊，等．上海地区银屑病患者吸烟、饮酒情况及其与与银屑病发病的关联性分析 [J].世界临床药物，2021，42(11):994-999.

[4] 中国医师协会皮肤科医师分会，中华医学会皮肤性病学分会，空军军医大学西京医院，等．中国银屑病患者饮食管理指南（2023）[J].中华皮肤科杂志，2023，56(5):389-401.

[5] BARREA L, MUSCOGIURI G, DI SOMMA C, et al. Coffee consumption, metabolic syndrome and clinical severity of psoriasis: good or bad stuff?[J]. Arch Toxicol, 2018, 92(5):1831-1845.

[6] MA X, NAN F, LIANG H, et al. Excessive intake of sugar: An accomplice of inflammation[J]. Front Immunol, 2022, 13:988481.

[7] GARBICZ J, CALYNIUK B, GORSKI M, et al. Nutritional Therapy in Persons Suffering from Psoriasis[J]. Nutrients, 2021, 14(1):2072-6643.

[8] 林文霞，余倩颖，秦悦思，等．对银屑病"冬重夏轻"的思考 [J].世界科学技术：中医药现代化，2021，23(1):184-189.

[9] 王刚．重视银屑病的规范治疗 [J].实用皮肤病学杂志，2018，11(5):257-258.

[10] 陈军，徐慧，沈征宇．冬春季，银屑病患者要做好"保湿"功课 [J].家庭医药．快乐养生，2023，(02):50-51.

[11] ZHOU S, YAO Z. Roles of Infection in Psoriasis[J]. Int J Mol Sci, 2022, 23(13):6955.

[12] 孟祥业，金仲品．探讨甲型 H1N1 流感继发性细菌感染的抗菌药物选择 [J].中国医药指南，2010，8(33):324-326.

[13] KLING MC, LARIAN AA, SCORDI-BELLo I, et al. Fatal influenza A(H1N1) respiratory tract infection in a patient having psoriasis treated with infliximab[J]. Arch Dermatol, 2010, 146(6):651-654.

[14] 杨阳，史冬梅．银屑病生物制剂治疗的不良反应及应对策略 [J].皮肤性病诊疗学杂志，2023，30(4):366-370.

[15] DUCHNIK E, KRUK J, TUCHOWSKA A, et al. The Impact of Diet and Physical Activity on Psoriasis A Narrative Review of the Current Evidence[J]. Nutrients, 2023, 15(4):2072-6643.

[16] HANNUKSELA ML, ELLAHHAM S. Benefits and risks of sauna bathing[J]. Am J Med, 2001, 110(2):118-126.

[17] MAHIL SK, MCSWEENEY SM, KLOCZKO E, et al. Does weight loss reduce the severity and incidence of psoriasis or psoriatic arthritis? A Critically Appraised Topic[J]. Br J Dermatol, 2019, 181(5): 946-953.

[18] 邓进利. 无偿献血一点通你达到献血要求了吗?[J]. 家庭科技,2013,(08):18-19.

[19] 中华医学会皮肤性病学分会, 中国医师协会皮肤科医师分会, 中国中西医结合学会皮肤性病专业委员会. 中国银屑病生物制剂治疗指南（2021）[J]. 中华皮肤科杂志, 2021, 54(12):1033-1047.

[20] REHAL B, MODJTAHEDI BS, MORSE LS, et al. Ocular psoriasis[J]. J Am Acad Dermatol, 2011, 65(6):1202-1212.

[21] STICHERLING M. Vaccinations in dermatology[J]. Hautarzt, 2021, 72(2):100-105.

[22] 郑岳臣, 冯爱平. 皮肤科疑难问题解析 [M]. 南京: 科学技术出版社, 2010.

[23] 中华医学会皮肤性病学分会银屑病专业委员会. 中国银屑病诊疗指南 (2018 完整版)[J]. 中华皮肤科杂志, 2019, 52(10):667-710.

[24] PERROTTA FM, SCRIFFIGNANO S, BENFAREMO D, et al. New Insights in Physical Therapy and Rehabilitation in Psoriatic Arthritis: A Review[J]. Rheumatol Ther, 2021, 8(2):639-649.

[25] 袁勇勇, 郑捷, 张婷, 等. 银屑病的皮肤护理治疗 [J]. 实用皮肤病学杂志, 2019, 12(4):240-248.

[26] 中华医学会皮肤性病学分会银屑病专业委员会. 中国银屑病诊疗指南(2023 版)[J]. 中华皮肤科杂志, 2023, 56(7):573-625.

[27] 张婷,徐梦妮,郑捷,等. 银屑病皮肤保湿护理证据总结[J]. 中国麻风皮肤病杂志, 2021, 37(10):670-675.

[28] 中国医师协会皮肤科医师分会皮肤美容事业发展工作委员会. 皮肤防晒专家共识 (2017)[J]. 中华皮肤科杂志, 2017, 50(5):316-320.

[29] 周素荣, 邵娟, 夏秀娟, 等. 不同季节就诊的寻常性银屑病患者病情严重程度及危险因素分析 [J]. 国际皮肤性病学杂志, 2015, 41(3):147-148.

[30] 史玉玲. 银屑病瘙痒 [J]. 皮肤病与性病, 2017, 39(4):255-256.

[31] 郑丹, 路永红, 杜秀君. 黑素细胞在银屑病发病机制中的作用 [J]. 临床皮肤科杂志, 2018, 47(7):472-474.

[32] 张凡, 冯巾娣. 炎症后色素沉着 : 病因、发病机制与治疗 [J]. 中国医疗美容, 2023, 13(01):41-45.

[33] 郭庆, 熊慧. 头皮银屑病的治疗进展 [J]. 皮肤性病诊疗学杂志, 2012, 19(5): 325-328.

[34] 郭建军, 牛晓霞, 邢红斌. 2% 采乐洗剂治疗头部银屑病 21 例 [J]. 中国皮肤性病学杂志, 1999, 13(2):126.

[35] 陈维文、王萍. 银屑病患者要会洗澡 [N]. 健康报, 2015-12-25(004).

[36] 杨雪琴. 银屑病的合理治疗（下）[J]. 中国临床医生杂志, 2011, 39(4):23-27.

[37] 李颖. 日光浴有助于治疗银屑病吗？[N]. 科技日报，2014-05-14.

[38] International Agency for Research on Cancer Working Group on artificial ultraviolet (UV) light and skin cancer. The association of use of sunbeds with cutaneous malignant melanoma and other skin cancers: A systematic review[J]. Int J Cancer，2007，120(5):1116-1122.

[39] 邓琳. 看不下去了！经常做美甲，指甲居然会变成这样……[EB/OL]. (2024-05-08)[2024-05-22]. https://mp.weixin.qq.com/s/8Z3EFSN-HCCWy_guRUJpVg

[40] 李东升，周飞红，周小勇，等. 初诊银屑病患者364例临床资料分析[J]. 中国皮肤性病学杂志，2008，22(4):222-223.

[41] GARG S，BORDE BISHT P，RAO S. Psoriasis Postlaser Hair Removal: A Rare Occurrence[J]. Dermatol Surg，2018，44(4):602-603.

[42] 中华医学会皮肤性病学分会银屑病学组，中华医学会皮肤性病学分会儿童学组. 中国儿童银屑病诊疗专家共识（2021）[J]. 中华皮肤科杂志，2021，54(7):559-580.

[43] 胡彩霞，韩晓梅，崔瑜，等. 强脉冲光治疗稳定期斑块型银屑病的疗效[J]. 中国激光医学杂志，2022，31(5):294-296.

[44] ERCEG A，BOVENSCHEN HJ，VAN DE DERKHOF PCM，et al. Efficacy of the pulsed dye laser in the treatment of localized recalcitrant plaque psoriasis: a comparative study[J]. Br J Dermatol，2006，155(1):110-114.

[45] 中国中医药报. 银屑病患者正确穿衣可助微汗遍身[EB/OL]. (2012-05-09)[2024-05-22]. http://www.100md.com/html/201205/0920/7002.htm.

[46] KRUEGER G，KOO J，LEBWOHL M，et al. The impact of psoriasis on quality of life: results of a 1998 National Psoriasis Foundation patient-membership survey[J]. Arch Dermatol. 2001，137(3):280-284.

[47] 张景瑜，陈熹，潘建青，等. 银屑病与睡眠障碍[J]. 皮肤科学通报，2021，38(2):118-123.

第六章

06

儿童、孕妇、老年人及特殊人群得了
银屑病怎么办

第一节

儿童得了
银屑病
怎么办

Q 儿童银屑病的发病率有多高

A 大概有 1/3 的银屑病患者是在儿童期发病[1]。

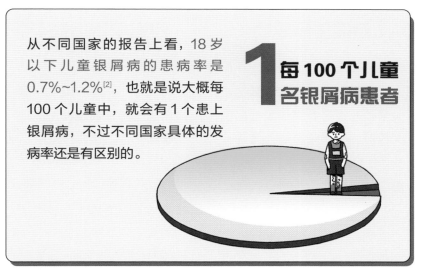

从不同国家的报告上看，18 岁以下儿童银屑病的患病率是 0.7%~1.2%[2]，也就是说大概每 100 个儿童中，就会有 1 个患上银屑病，不过不同国家具体的发病率还是有区别的。

1 每 100 个儿童
一名银屑病患者

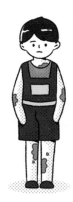

美国 ≤ 18 岁	0.040 8%
中国 10~19 岁	0.18%[1]
英国 ≤ 18 岁	0.55%
德国 ≤ 18 岁	0.71%

Q 儿童长大了还会有银屑病吗

A 有这个可能。儿童银屑病有两种常见的类型。

点滴型银屑病

比较常出现在儿童和青少年身上，大概占儿童病例的 30%。大多数儿童患者经过治疗后预后较好，病情缓解后不会再复发，但部分患者的病情会变严重，发展为斑块状银屑病[1,3]。

点滴型银屑病

大概占儿童病例的 70%。和成人患者一样，儿童的斑块状银屑病也是一种慢性复发性炎症性皮肤病，长大了有可能再次得病，甚至有人认为儿童期发病预示着以后的病情会更严重，不过这一点还存在争议 [4]。

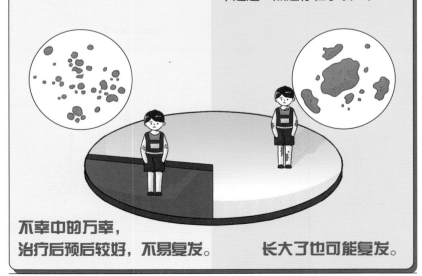

不幸中的万幸，
治疗后预后较好，不易复发。

长大了也可能复发。

Q 儿童银屑病的症状和成人有什么不同

A 在症状上有一定差别。

成人	儿童
瘙痒不严重	瘙痒明显
斑块：边界清楚，边缘陡峭，表面覆盖干燥的银白色鳞屑	斑块：更小、更薄、更软，表面鳞屑更少
点滴型银屑病发病：成人相对少见	点滴型银屑病发病：常出现在儿童、青少年身上，会在上呼吸道感染后1~3周急性起病

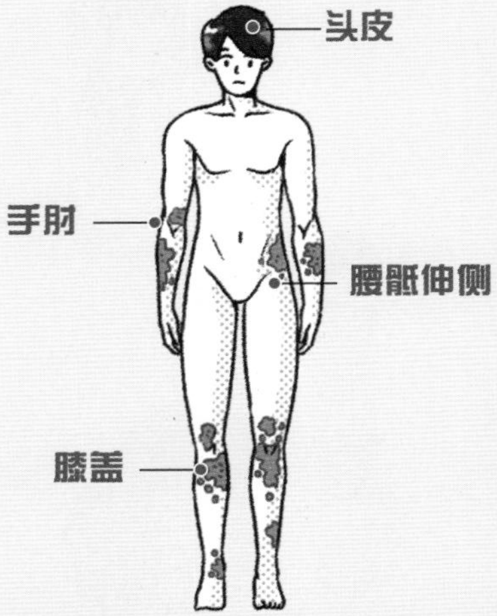

成人图示标注：头皮、手肘、腰骶伸侧、膝盖

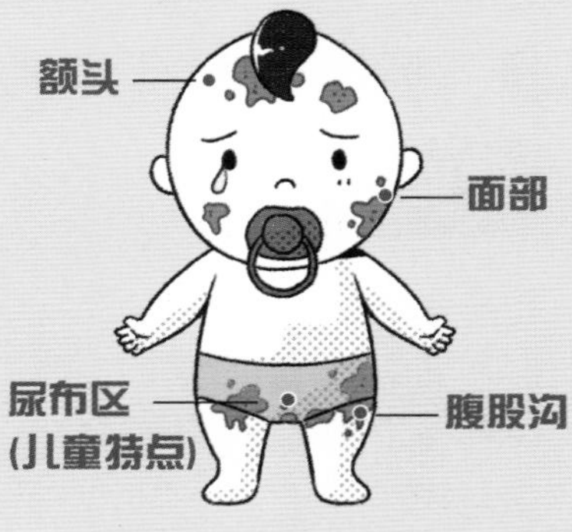

儿童图示标注：额头、面部、尿布区（儿童特点）、腹股沟

Q 儿童银屑病对孩子的生活有什么影响

A 会影响到以下四个方面。

生活质量

儿童银屑病的瘙痒症状会更明显，小孩对痒的忍耐力又不太好，可能比较容易因此发脾气、睡眠变差、专注力变差等。

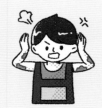

社会生活

银屑病带来的皮疹不太美观，可能严重影响到儿童的交友、娱乐。

心理影响

银屑病容易反复迁延，可能让儿童对治疗失去信心，容易出现自卑、焦虑和抑郁等情况[1]。

健康影响

银屑病患儿出现高脂血症、肥胖、高血压、糖尿病和类风湿关节炎的风险，会比正常儿童多2倍，这些共病都会给儿童的整体健康带来危害[5]。

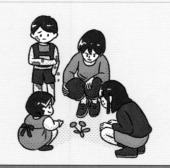

Q 什么治疗方法适合儿童

A 儿童银屑病的治疗方法包括外用药、光疗和系统用药。

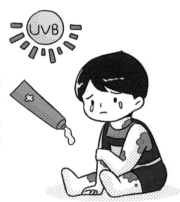

外用药（首选治疗）

外用药包括外用糖皮质激素、卡泊三醇、钙调磷酸酶抑制剂、维A酸制剂（0.05%和0.1%他扎罗汀）和焦油制剂等，不过儿童皮肤结构和生理与成人是有差异的，系统吸收率更高，选择外用药的时候要注意剂量和用法。

光疗（常见治疗）

光疗包括窄谱中波紫外线（＜10岁的儿童慎用）、308nm准分子光/激光、长波紫外线（＜12岁以下儿童禁用）。

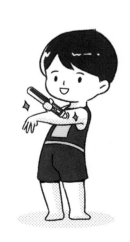

系统用药（进阶治疗）

当外用药或光疗无法有效控制病情的时候，中重度银屑病患儿可考虑系统用药，包括甲氨蝶呤、阿维A、环孢素以及生物制剂[1]。

Q 儿童用生物制剂有什么好处

A 近年来，中重度银屑病患儿用生物制剂治疗，疗效已经被认可。

目前 IL-17A 抑制剂、IL-12/23 抑制剂和 TNF-α 抑制剂，在儿童银屑病的临床研究和治疗应用上积累了越来越多的数据。研究表明，使用生物制剂比用甲氨蝶呤能更好地降低银屑病的严重程度，有更长的有效性，更安全[1]。

注：司库奇尤单抗国内获批可用于 6 岁及以上儿童（不限体重），乌司奴单抗国内获批可用于 6 岁及以上儿童（体重≥60kg）。

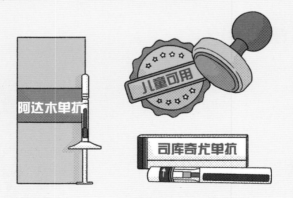

但国内使用生物制剂治疗儿童银屑病的临床数据有限，目前我国获批用于治疗儿童银屑病的生物制剂有阿达木单抗、司库奇尤单抗和乌司奴单抗，其他的生物制剂如果要用在儿童身上，需要参考欧美的推荐意见[6]。

Q # 儿童总抓痒应该怎么办

 A 想给儿童止痒，常规的治疗方案如下。

口服抗组胺药

可以帮助减轻过敏反应和瘙痒感，对缓解症状有一定效果。

外用保湿润肤剂

保持皮肤湿润有助于减轻瘙痒感，选择温和的、不含刺激成分的保湿剂。

外用糖皮质激素

儿童用这类药物，注意要谨遵医嘱，以免引起其他皮肤问题。

避免冷热刺激

尽量避免处于极端温度环境，因为冷热刺激有可能加剧瘙痒感。

避免摩擦

给儿童穿上柔软透气的衣物，避免搔抓和摩擦，以防止皮肤被进一步刺激。

生物制剂治疗

最新研究指出，生物制剂对于银屑病的瘙痒，尤其是重度瘙痒，具有显著的治疗效果[7]。

外用钙调神经磷酸酶抑制剂／小分子制剂

如 PDE4 抑制剂

儿童用这些药物需要遵医嘱或根据药品说明书用药。

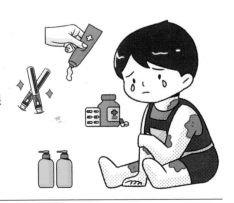

Q 儿童饮食上应注意些什么

A 目前，对于银屑病和饮食之间的关系，儿童方向的研究较少。所以，以下对于儿童饮食上的建议，主要参考成人银屑病饮食 [8]。

适量摄入优质蛋白质

蛋白质是维持身体健康所需的重要营养素，包括鱼、家禽、豆类等。

减少红肉和高脂饮食

高脂饮食可能与银屑病的发病和严重程度有关，减少摄入红肉和过多脂肪可能对整体健康有益。

多粗粮、少精粮

增加膳食纤维摄入，选择含谷类食品，有助于维持肠道健康。

多吃新鲜水果和蔬菜

新鲜水果和蔬菜对皮肤健康有积极影响。

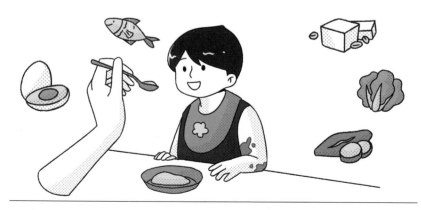

Q 儿童的衣服怎么选

A 穿对衣服，一定程度上能帮儿童减轻瘙痒感，降低对皮肤的刺激。

家长买衣服的时候，可以注意以下几点。

注意衣服的材质

选择棉质面料可以避免过敏，有助于吸收汗水，减轻潮湿感；宽松的衣服能防止压迫皮肤；光滑、低刺激的衣服可减少对皮肤的摩擦。

夏天选透气散热的衣服

防止过度出汗和皮肤潮湿。

冬天选保暖的衣服

过度寒冷可能刺激皮肤，引起不适；上呼吸道感染可诱发或加重银屑病，故应选择保暖的衣服。

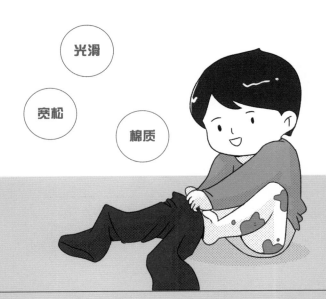

光滑

宽松

棉质

Q 如何选择儿童润肤剂

A 建议多涂润肤剂，白天涂 2 ~ 3 次。选润肤剂的时候，可以注意以下几点。

剂型	✓ 乳膏、软膏
	✗ 乳液
成分	✓ 尿素、天然保湿因子、甘油、脂质、神经酰胺 （尤其适用于斑块状银屑病和掌跖银屑脓疱病[8]）
	✗ 香料
光疗前	✓ 推荐使用凡士林、润肤剂、矿物油

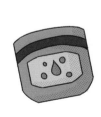
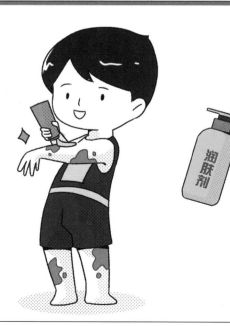

润肤剂

Q 儿童得了银屑病，可以上体育课吗

A 可以。

体育锻炼有助于预防超重和肥胖、降低炎症水平、提高免疫功能等，这些对银屑病的预防和治疗都是有帮助的。另外，研究还显示，饮食干预和体育运动可以降低银屑病及系统炎症相关的风险[9]。所以，非常鼓励儿童积极参与体育锻炼。

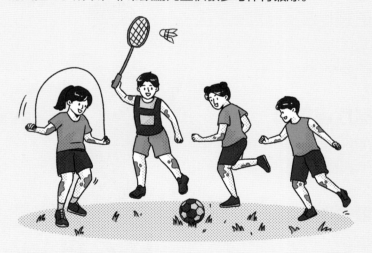

上体育课时，可以参与一些中等强度的运动，如跑步、打篮球、打羽毛球。

但有些竞技运动，如拳击、跆拳道相对激烈的运动，可能导致皮肤受伤，引发同形反应，加重皮疹，建议在皮疹缓解之前避开这类运动。

儿童得了银屑病，家长应注意什么

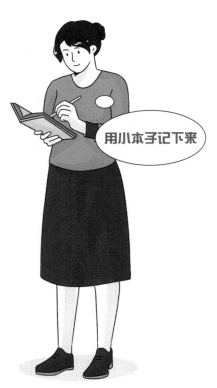

A 有 5 件事情，建议重点关注。

关注心理健康
要给儿童更多关爱，鼓励儿童用积极的心态来面对疾病。

去正规医院皮肤科就诊
不要相信偏方，以免耽误正规治疗，造成不必要的不良反应。

注意饮食均衡
不要盲目忌口，以免影响儿童的正常生长发育。

皮肤屏障修复
建议加强日常防晒、保湿，避免过度清洁皮肤。

共病监测
尤其是高脂血症、肥胖、高血压、糖尿病和关节病型银屑病的风险。

第二节

备孕怀孕
得了银屑病
怎么办

Q 得了银屑病能结婚怀孕吗

A 可以参考以下内容作出决定。

银屑病没有传染性，患者不会将疾病传染给自己的伴侣。

如果妈妈有银屑病，建议在病情比较稳定的时候怀孕。因为怀孕过程中疾病本身的系统性炎症以及药物治疗可能对胎儿产生影响[10]。但在遵医嘱治疗的前提下，一样可以考虑生育。

值得注意的是，银屑病具有一定的遗传概率，

父母一方患有银屑病的，子女患病概率为 20%；父母双方患有银屑病的，子女患病概率为 65%[3]。

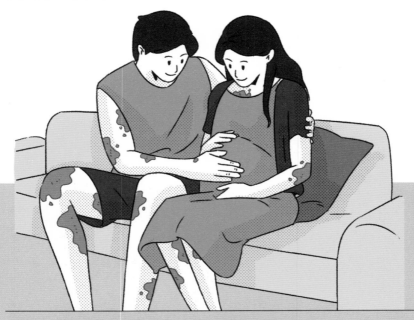

Q 银屑病在孕产期会有什么影响

A 大多数银屑病患者在怀孕期间病情会减轻。

一项问卷调查研究显示，91 例妊娠期银屑病患者中，51 例（56%）患者的病情改善，24 例（26.4%）加重，16 例（17.6%）病情保持不变。第一次怀孕的时候，银屑病病情改善了或加重了的患者，在第二次怀孕的时候还是会出现类似变化[11]。

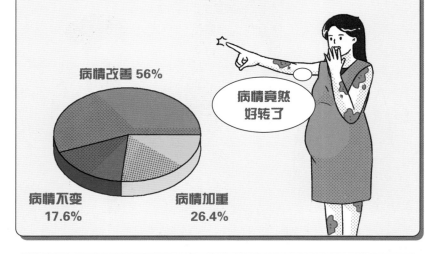

病情改善 56%

病情竟然好转了

病情不变 17.6%

病情加重 26.4%

不过，在生完宝宝之后，随着激素水平的恢复，40%~90% 的患者出现病情加重，30%~40% 的中重度银屑病患者甚至会发展为银屑病性关节炎，所以孕期积极治疗银屑病是非常有必要的，尤其是中重度银屑病孕妇[10]。

Q 孕妇得了银屑病会对
胎儿有影响吗

A 有影响。

银屑病会让炎症播散，还有可能带来糖尿病、心血管疾病、抑郁症等共病，从而影响到孕妇或宝宝的健康[10]。

从以往的研究来看，患有银屑病的孕妇出现过紧急剖宫产、先兆子痫、妊娠糖尿病、妊娠高血压、早产、小于胎龄儿、低出生体重儿和死胎等情况[10,12]。

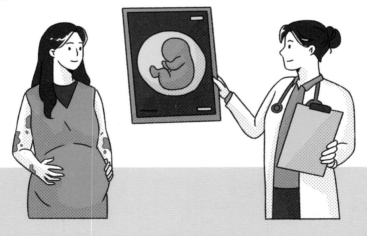

**所以，不管是备孕期还是孕期，
都应该密切监测
（准）妈妈的银屑病状态[10,12]。**

Q 孕妇适合用什么治疗方式

A 患有银屑病的孕妇可以结合自己的实际情况，酌情选用以下治疗方式 [13] 。

润肤剂

润肤剂（身体乳）对于孕妇来说，是最安全的一线基础用药。

外用糖皮质激素

推荐用弱效到中效的糖皮质激素，不要大面积涂抹，也不建议用强效激素。

钙调磷酸酶抑制剂

目前还没有妊娠期外用钙调磷酸酶抑制剂的安全性研究，他克莫司和吡美莫司在 FDA 分类中属于 C 类药物（可能有害，孕期慎用），建议要酌情小面积短期外用。

窄谱中波紫外线光疗

对孕妇来说光疗是安全的治疗方式，但光疗会导致叶酸水平降低，所以备孕或妊娠期女性如果要接受光疗，要注意补充叶酸。

系统使用糖皮质激素

仅用于治疗妊娠期泛发性脓疱型银屑病。

生物制剂

如 TNF-α 抑制剂、白介素 12/23（IL-12/23）抑制剂、IL-17A 抑制剂。计划妊娠应停用生物制剂 3~5 个半衰期。

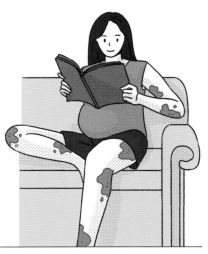

Q 怀孕期间如何调整药物

A 可以参考下表用药。

局部治疗 **（外用）**	⊘ 润肤剂、糖皮质激素（证据最充分的孕期银屑病治疗药物） ⊗ 维生素 D_3 衍生物、焦油制剂、钙调磷酸酶抑制剂
光疗	⊘ NB–UVB（孕期银屑病相对安全的二线治疗，治疗期间建议检测叶酸水平）
系统治疗	⊘ 系统使用糖皮质激素（仅限于孕期泛发性脓疱型银屑病） ⊗ 甲氨蝶呤、阿维 A、环孢素
生物制剂 **治疗**	⊘ TNF–α 抑制剂（怀孕前半期可用） ⊘ 赛妥珠单抗（整个孕期可用，胎盘转移少） ⊘ 依那西普（整个孕期可用，胎盘转移比阿达木单抗、英夫利西单抗少 [13,14,15]） ⊗ 司库奇尤单抗（动物研究未显示对妊娠、胚胎／胎儿发育、分娩或产后发育存在直接或间接的有害影响）

Q 银屑病患者能哺乳吗

A 可以。

如果患有银屑病的哺乳期女性在治疗期间遵循以下三点，是不影响哺乳的。

局部治疗（涂外用药）

将润肤剂和外用糖皮质激素作为一线治疗，避开他克莫司软膏、卡泊三醇软膏，且不涂在乳头上。

光疗

哺乳期采用 NB-UVB 治疗。

生物制剂治疗

由于免疫球蛋白可通过母乳分泌，哺乳期女性应慎用生物制剂。如需要使用生物制剂，请在医生的指导下安全使用[6,13]。

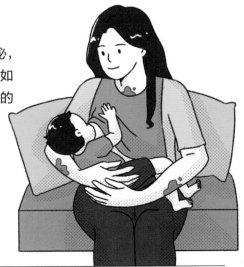

Q 哺乳期女性适合用什么治疗方式

A 正在哺乳期的银屑病患者，可酌情选择以下几种治疗方式 [13]。

润肤剂

润肤剂（身体乳）对于哺乳期的银屑病患者来说，是最安全的一线基础用药。

外用糖皮质激素

由于糖皮质激素是母乳中的正常成分，在哺乳期外用激素会相对安全，但要避免涂到乳头的位置。

外用钙调磷酸酶抑制剂

哺乳期外用他克莫司和吡美莫司要谨慎，不要直接涂在乳头上，以免宝宝吃进嘴里。

外用维 A 酸类药物

不太可能被大量吸收，哺乳期外用基本是安全的。

生物制剂

如 TNF-α 抑制剂类。

系统使用糖皮质激素

仅用于治疗妊娠期泛发型脓疱型银屑病患者，要在最后一次服药后间隔至少 4 小时再进行母乳喂养。

紫外线光疗

哺乳期接受 NB-UVB 是安全的治疗选择。

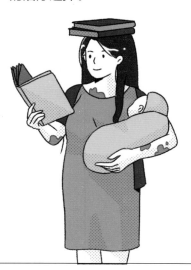

Q 哺乳期女性可以用生物制剂吗

A 可以。

IL-17A 抑制剂

司库奇尤单抗为大分子蛋白质，分泌入乳汁的量可能很低，还可能部分在胃肠道中被破坏，因此婴儿吸收的量很可能极低。有些专业指南认为，司库奇尤单抗可用于治疗哺乳期患者。但目前尚无哺乳期使用该药的信息，建议谨慎用药，尤其是哺乳新生儿或早产儿时[16]。

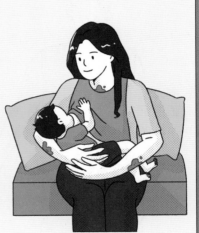

TNF-α 抑制剂

现有数据表明，使用阿达木单抗、英夫利西单抗、依那西普的哺乳期女性，乳汁中的药物浓度非常低[6-13]，原因如下。

- 母乳中的主要免疫球蛋白是 IgA，TNF-α 抑制剂属于 IgG，分泌出来的量可能非常有限。
- 生物制剂为大分子蛋白质，在胃肠道消化酶的作用下会被分解或失活，降低了药物在婴儿体内蓄积的风险。

所以，母乳喂养的女性是可以使用 TNF-α 抑制剂进行治疗的[15]。

Q 备孕期男性和女性适合用什么治疗方式

A 备孕期男性和女性的治疗方式如下。

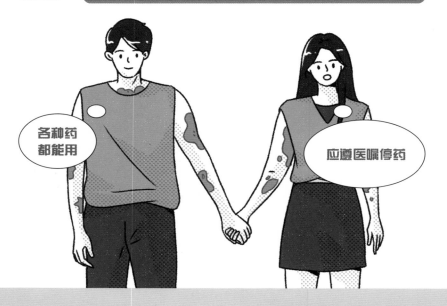

各种药都能用

应遵医嘱停药

备孕期男性

各种系统用药（如甲氨蝶呤、环孢素、阿维A）、外用药和光疗（窄谱中波紫外线NB-UVB、PUVA疗法）、生物制剂[17]，都没有突变性，不会对备孕产生影响，都可以用。

备孕期女性

可以根据病情选择润肤剂、外用糖皮质激素、外用钙调磷酸酶抑制剂、NB-UVB、生物制剂；受孕前应停用生物制剂3~5个半衰期[17]。

备孕期男性和女性可以用生物制剂吗

A 可以用，但用药时有各自要注意的事项。

对于计划妊娠的女性，建议停用生物制剂，推荐怀孕前的停药时间为至少 5 个半衰期，或遵循各自药品说明书规定的洗脱时间。

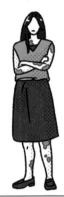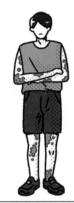

生物制剂	备孕女性	备孕男性
IL-17A 抑制剂	可用 受孕前停药 10 ~ 20 周	用前咨询专家[17]
IL-12/23 抑制剂	可用 受孕前停药 12 ~ 15 周	用前咨询专家[17]
TNF-α 抑制剂	可用 受孕前停药 3 周~ 6 个月	用前咨询专家[17]

备孕前需要停用生物制剂吗

A 需要。

国内推荐怀孕前至少要停药 5 个半衰期，当然也可以按照各个产品的
说明书规定来执行^[6]。

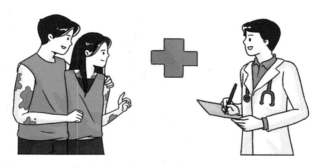

生物制剂	洗脱时间（孕前停药）
依那西普	3 周
依奇珠单抗	10 周
古塞奇尤单抗	12 周
乌司奴单抗	15 周
司库奇尤单抗	20 周
阿达木单抗	5 个月
英夫利西单抗	6 个月

第三节

老年人得了
银屑病
怎么办

Q 老年人患银屑病的概率高吗

A 老年人很容易患银屑病。

银屑病的发病年龄具有两个高峰期，第一个高峰出现在 16 ~ 20 岁，第二个高峰出现在 57 ~ 60 岁。

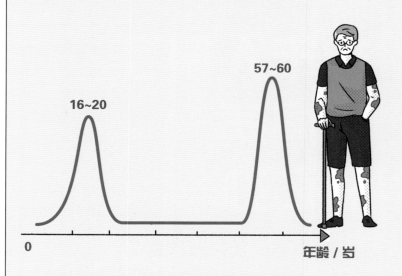

随着人口老龄化，老年银屑病患者在皮肤科门诊的诊疗比例一年比一年高，人数占了总患者的 10%[18]。上海华山医院分析了 352 例银屑病患者，其中 186 例（52.8%）为老年患者，有 50 例在 60 岁以后发病[19]。

Q 老年人患银屑病会有哪些特殊表现

A 老年人在皮损、重症表现、共病上，都和年轻人有些不同。

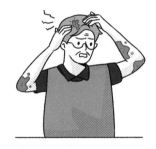

在皮损方面

老年银屑病患者主要为慢性斑块状银屑病，大约占 82.1%，皮损是边界清楚、覆盖着鳞屑的红色斑块，头皮容易中招，大约占 36.8%，还容易波及后脑勺枕着枕头位置的皮肤 [20]。

在重症银屑病方面

红皮病型银屑病的发病率增加，但泛发性脓疱型银屑病的发病率比较低 [20]。

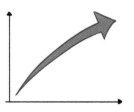

红皮病型银屑病的发病率

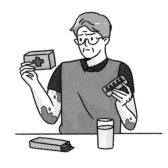

在共病方面

老年人可能出现更多共病，如心血管疾病、糖尿病、血液系统疾病、消化系统疾病、精神疾病等，有时候需要多种药物一起治疗，会增加潜在药物相互作用的风险 [18]。

银屑病对老年人的生活有什么影响

A 对老年人生活的各个方面都有影响。

瘙痒明显

老年人皮肤本身容易干燥，也容易出现瘙痒，得了银屑病之后瘙痒会更明显，如果没忍住去抓挠，容易加重皮疹。

难治疗

老年人的银屑病容易出现在头皮，这个位置治疗比较困难。

影响活动能力

关节病型银屑病发病率增加，会影响老人的活动能力[19]。

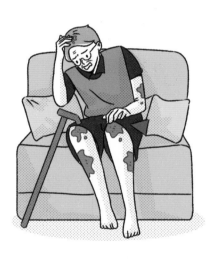

影响活动能力

银屑病带来的共病，有时候需要多药物治疗，老年人的免疫功能和脏器功能都在衰退，所以皮肤科医生用药会相对保守，但同时也限制了治疗效果，病情可能反复，或因未及时控制而使病损扩散[20]。

影响心理健康

银屑病的症状不太美观，加上对老年人的用药治疗有限制，可能出现病情反复的情况，很容易影响到老年人的心情。

哪类治疗方式对老年人更安全

A 可以考虑生物制剂。

生物制剂用在老年人身上，在疗效和药物安全性方面的表现和年轻人差不多。

生物制剂很少会影响到其他药物，对于多病缠身，日常要用到不同药物的老年人来说，生物制剂是个不错的选择。不过老年患者可能更容易出现感染，用药时要注意排查这方面的问题[3,20]。

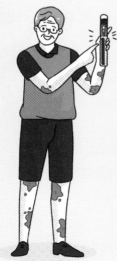

⊘ 安全性、疗效"在线"

⊘ 不容易和其他药物冲突

⚠ 注意排查感染和肿瘤

Q 伴有其他疾病的老年人如何治疗银屑病

A 可以结合患者的情况，选择外用药、光疗或者生物制剂进行治疗。

外用药

这是老年银屑病的一线用药，但用药的时候需要提前考虑到老年人自己擦药是否方便。另外，外用糖皮质激素对皮肤有一定的不良反应，可以用卡泊三醇倍他米松复方制剂，减少相关不良反应，提高疗效 [3]。

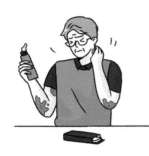

光疗

外用药的疗效有限，而老年患者往往也不适合系统药物治疗，可以酌情考虑光疗。但光疗时老年人的站立支撑力够不够、皮肤肿瘤风险高不高，治疗期间也要加以注意。

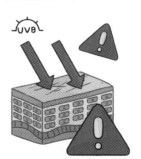

皮肤肿瘤风险

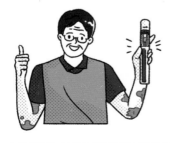

生物制剂

在安全性及有效性方面，生物制剂在老年人和成年人身上的表现相近，对于多病缠身，同时在用着其他药物的老人来说，这是更好的选择 [3]。

Q 老年人用生物制剂要注意什么

A 用药前要充分评估老年人的健康状况，重点关注有无感染、恶性肿瘤等疾病[6]。

01 用 IL-17A 抑制剂前：注意有无炎症性肠病。

02 用 TNF-α 抑制剂前：注意有无心功能不全。

老年人群体的感染风险比较高，有时甚至可能致死，所以在治疗前一定要详细筛查评估，做好免疫接种，还要定期随访[21]。

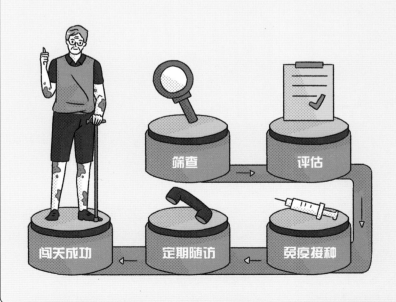

筛查　评估

闯关成功　定期随访　免疫接种

第四节

其他特殊人群
得了银屑病
怎么办

Q 肿瘤患者治疗银屑病要注意什么

A 伴有肿瘤的银屑病患者，可能出现器官功能不全，需要同时用不同的药物来治不同的疾病，在这样的情况下，需要考虑潜在的"药物－疾病"和"药物－药物"相互作用。

相信肿瘤患者还关心一个问题

治疗银屑病的药物
会不会增加癌症复发的风险？

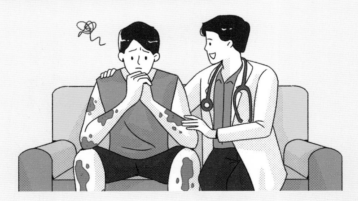

一项 Meta 分析记录了 11 702 例伴有银屑病、类风湿关节炎和炎症性肠病的癌症患者，这些人还接受了 TNF-α 抑制剂、免疫调节治疗（甲氨蝶呤或硫嘌呤类）或非免疫抑制疗法，结果显示癌症复发率无显著性差异 [22]。

所以，肿瘤患者不用太过担心，遵医嘱治疗银屑病就好。

Q 银屑病和癌症有关系吗

A 银屑病和癌症发病率有一定关联。

这方面，在欧美和亚洲国家
都有过相关的研究。

01 加拿大：老年银屑病患者出现恶性肿瘤的风险
比非银屑病患者升高约 50%[23]。

02 韩国：在银屑病患者中，恶性肿瘤的发病风险变高，
在接受系统治疗的银屑病患者中，非霍奇金淋巴瘤
和非黑色素瘤性皮肤癌的发病风险也变高了[24]。

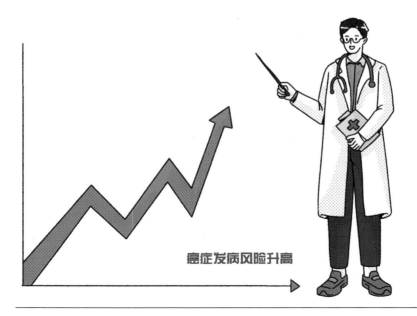

癌症发病风险升高

Q 肿瘤患者使用生物制剂要注意什么

A 国内的指南指出，恶性肿瘤不是生物制剂治疗的绝对禁忌，但要注意[6]如下内容。

01 进行肿瘤筛查，并且要严密监测已经出现的肿瘤。

02 治疗时，要充分评估患者的风险和获益。

03 必要时，可以联合相关科室共同诊治。

适合使用的情况

如果已经做了肿瘤根治手术或者治疗5年以上，确定没有复发或转移的情况下，可进行生物制剂治疗。

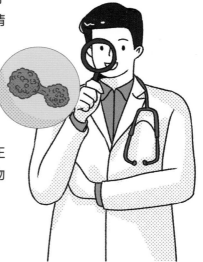

不建议使用的情况

如果患者还没有接受抗肿瘤治疗或正在接受抗肿瘤治疗，不建议使用生物制剂治疗。

马上要做手术，银屑病患者要注意什么

A 银屑病治疗与手术确实有可能发生冲突。

一方面，银屑病用药可能对伤口的愈合和止血不利，提高感染的风险[25]；另一方面，银屑病系统治疗如果突然停药，可能让病情急剧恶化，甚至危及生命。

所以，针对不同的银屑病治疗用药，术前、术后会有不同的用药注意事项[25]。

药物	注意事项
甲氨蝶呤	正常剂量继续使用；术前、术后暂停 1 周
环孢素	术前、术后暂停 1 周
阿维 A	可以正常剂量继续使用
他克莫司	术前暂停 10 天
柳氮磺吡啶	术前暂停 1 天，术后暂停 3 天
硫唑嘌呤	手术当天停药；术后 1~3 天后重新用药
吗替麦考酚酯	术前暂停 1 周；术后如无感染征象，可在 1~2 周后重新开始用药
来氟米特	术前暂停 1 周；术后 3 天重新开始用药

本问负责编委： 李霞 上海交通大学医学院附属瑞金医院

Q 马上要做手术，需要停用生物制剂吗

A 建议根据手术风险分类处理。

低风险手术

如消化道、泌尿道、呼吸道内镜手术，以及口腔科治疗、皮肤手术、乳腺活检或切除、眼部手术、整形手术或关节置换术等，不需要停药。

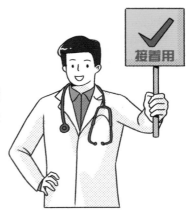

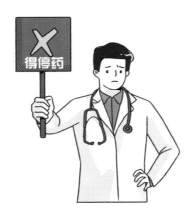

中高风险手术

如泌尿系统、胸部、腹部、头颈部及感染部位手术等，应根据不同生物制剂的半衰期，术前停药 10 ~ 80 天（3 ~ 4 个半衰期）。也有专家建议，末次用药后，阿达木单抗至少停用 2 周、英夫利西单抗至少停用 4 周、乌司奴单抗至少停用 8 周 [6]。

参考文献

[1] 中华医学会皮肤性病学分会银屑病学组，中华医学会皮肤性病学分会儿童学组．中国儿童银屑病诊疗专家共识（2021）[J]．中华皮肤科杂志，2021，54(7)：559-581.

[2] BALATO A，SCALVENZI M，CIRILLO T，et al. Psoriasis in children: a review[J]. Curr Pediatr Rev，2015，11(1):10-26.

[3] 中华医学会皮肤性病学分会银屑病专业委员会．中国银屑病诊疗指南（2023版）[J]．中华皮肤科杂志，2023，56(7):573-625.

[4] DOGRA S，KAUR I. Childhood psoriasis[J]. Indian J Dermatol Venereol Leprol，2010，76:357-365.

[5] 张振华，王召阳，徐子刚．儿童银屑病诊疗进展 [J]．皮肤科学通报，2022，39(2):115-120.

[6] 中华医学会皮肤性病学分会，中国医师协会皮肤科医师分会，中国中西医结合学会皮肤性病专业委员会．中国银屑病生物制剂治疗指南（2021）[J]．中华皮肤科杂志，2021，54(12):1033-1047.

[7] 史玉玲．银屑病瘙痒 [J]．皮肤病与性病，2017，39(4):255-256.

[8] 中华医学会皮肤性病学分会银屑病学组，中华医学会皮肤性病学分会儿童学组．中国儿童银屑病诊疗专家共识（2021）[J]．中华皮肤科杂志，2021，54(7)：559-580.

[9] DUCHNIK E，FRUK J，TUCHOWSKA A，et al. The Impact of Diet and Physical Activity on Psoriasis: A Narrative Review of the Current Evidence[J]. Nutrients，2023，15(4):2072-6643.

[10] 方梦，贾凤铭，刘红．妊娠期银屑病治疗进展 [J]．中国麻风皮肤病杂志，2023，39(2):142-147.

[11] RAYCHAUDHURI SP，NAVARE T，GROSS J，et al. Clinical course of psoriasis during pregnancy[J]. Int J Dermatol，2023，42(7):518-520.

[12] RAHMATI S，MOAMERI H，MOHAMMADI NM，et al. Impact of maternal psoriasis on adverse maternal and neonatal outcomes: a systematic review and meta-analysis[J]. BMC Pregnancy Childbirth，2023，23(1):703.

[13] 蒋晓妍，刘克帅，高敏，等．银屑病患者妊娠期和哺乳期的治疗进展 [J]．实用皮肤病学杂志，2022，15(5):291-295.

[14] 中华医学会皮肤性病学分会银屑病专业委员会．中国银屑病诊疗指南 (2018完整版)[J]．中华皮肤科杂志，2019，52(10):667-710.

[15] BALAKIRSKI G，GERDES S，BEISSERT S，et al. Therapy of psoriasis during pregnancy and breast-feeding[J]. J Dtsch Dermatol Ges，2022，20(5):653-668.

[16] Drugs and Lactation Database (LactMed®) [Internet]. Bethesda (MD): National Institute of Child Health and Human Development; 2006-. Secukinumab. 2023 Nov 15.

[17] RADEMAKER M, AGNEW K, ANDREWS M, et al. Psoriasis in those planning a family, pregnant or breast-feeding. The Australasian Psoriasis Collaboration[J]. Australas J Dermatol, 2018, 59(2):86-100.

[18] 商福民, 张庆伟. 老年银屑病的治疗进展 [J]. 皮肤病与性病, 2021, 43(6): 737-740.

[19] 陈国梁, 徐兰. 老年银屑病患者的临床特征分析 [J]. 实用皮肤病学杂志, 2021, 14(2):78-80.

[20] 何姗, 徐金华, 吴金峰. 老年银屑病的临床表型和治疗策略 [J]. 老年医学与保健, 2021, 27(2):440-443.

[21] NEEMA S, KOTHARI R, ROUT A, et al. Systemic treatment of psoriasis in special population[J]. Indian J Dermatol Venereol Leprol, 2023, 1:1-8.

[22] GELLER S, XU H, LEBWOHL M, et al. Malignancy Risk and Recurrence with Psoriasis and its Treatments: A Concise Update[J]. Am J Clin Dermatol, 2018, 19(3):363-375.

[23] FINSTAD A, GLOCKLER-LAUF SD, ALMUHANNA N, et al. Investigating the risk of malignancy in elderly patients with psoriasis: A population-based retrospective matched cohort study[J]. J Am Acad Dermatol, 2023, 88(5):1129-1131.

[24] LEE JW, JUNG KJ, KIM TG, et al. Risk of malignancy in patients with psoriasis: a 15-year nationwide population-based prospective cohort study in Korea[J]. J Eur Acad Dermatol Venereol, 2019, 33(12):2296-2304.

[25] HERNANDEZ C, EMER J, ROBINSON JK. Perioperative management of medications for psoriasis and psoriatic arthritis: a review for the dermasurgeon[J]. Dermatol Surg, 2008, 34(4):446-459.

附录 参与问题征集的网友名单

本书所有问题均由以下银屑病患者、患者家属、大众、医护人员、药师贡献而来。特此感谢以下网友对本书创作的支持。

王帝	朱文	顺其自然	幸福正在加载中
树叶呢喃	陈仲双	张雨佳	我瞧瞧
宣宣	李李	呈祥	宁缺毋滥
睡梦中醒悟	李政	朱金城	东三叔
鈫	牛魔王	木子	清子
老银匠	杨奉显	缘	喂曦曦吃糖
桃白白	摩托	朝霞	保兴
静林	发呆	元亨利贞	兆小强
爱美丽	晓宇	JOKER	肉肉
里昂	Roar	老祁	谭刘琳
潇潇	尼克	Kinana	蝶鹅鸭
太阳光	王新	Emma	莫大焉古
冰清玉洁	尹瑞成	温凉	明强
小康哥	灰先生	田里有什么	锌钰
维河有浔	我的天下	永不言败	周世芳
缘分	银阿姨	better	刘卫东
八月中秋	皮肤科郝大夫	自然	卡卡
爱子	杨	马国印	普洱茶老张
王虎	溜达猪	爱月月	步风者
王松花	Shua.	微风	银关患者
希望未来一片光明	方方	跟着感觉走	蓓
郭玉刚	王烁	阿元	原尔
小豆芽与小白菜	芄芄	程彬	小飞侠
儒	灰飞烟灭	豆豆	胡亮
塔克 tako	炎人皿成	天道酬勤	睿
翠翠	可可爱爱	JIMMY	李思璇
诚信海	多余	于女士	球球
春晓	甜蜜	丰谷	我心飞翔
定基	玲姐姐	李学元	亓静

三石而立	晨曦	行者	多多啊
Lch	蓝天	王延发	春哥
Francis	神奇老八	御风	蓝色枫叶
李丹	忍冬	学贵有恒	荷塘月色
不如一个偶然	Elaine	长锋	林
尹健豪	谭棋文	胡先生	王春燕
夜把我熬了	乔先生	嘻嘻嘻	龙卷风
zsYXB	随遇而安	赛龙舟	舍得
沐泽	平心	涵可爱	大槐
危银兴	马女土	云淡风轻	王雯雯
小石头	丽	病医	肖沐天
婷	行云流水	菜绿色的	IMEI
成都中医院疡人	柠檬	小李	单车独放
沉默非金	乐哥	丁明秀	淡漠人生
梁艳阳	Amin	Jason	万家贵
一缕阳光	A 幸福一生	alas	心
整天游泳的鱼	王玉梅	yp	李顺林
郑思帆	夏超	钟卓燕	小王
芳草	周	杨羊羊	玉米
刘百福	继坤	Sunny	静根
林志东	快乐	yep	曾仁钊
吴轩	惠惠	蓝色之恋	佰丽
东方之英	马媛	Ada	WEN
健康勇者	宋科	老树苗	行丰
岁岁	张	旺旺	赵殷
春华秋实	daniel	苏苏	lili
随缘	十月	孔先生	韩春晓
陇高生	雪红	爱意	言逗逗
雨后星空	刘冬雪		

图书在版编目（CIP）数据

银屑病 365 问 / 高兴华，崔勇主编 . —北京：人民
卫生出版社，2024.6. --ISBN 978-7-117-36453-9

Ⅰ. R758.63-44

中国国家版本馆 CIP 数据核字第 2024AA5020 号

| 人卫智网 | www.ipmph.com | 医学教育、学术、考试、健康，购书智慧智能综合服务平台 |
| 人卫官网 | www.pmph.com | 人卫官方资讯发布平台 |

银屑病 365 问

Yinxiebing 365 Wen

主　　编：高兴华　崔　勇
出版发行：人民卫生出版社（中继线 010-59780011）
地　　址：北京市朝阳区潘家园南里 19 号
邮　　编：100021
E - mail：pmph @ pmph.com
购书热线：010-59787592　010-59787584　010-65264830
印　　刷：天津市光明印务有限公司
经　　销：新华书店
开　　本：889 × 1194　1/32　印张：15
字　　数：432 千字
版　　次：2024 年 6 月第 1 版
印　　次：2024 年 6 月第 1 次印刷
标准书号：ISBN 978-7-117-36453-9
定　　价：85.00 元
打击盗版举报电话：010-59787491　E-mail：WQ @ pmph.com
质量问题联系电话：010-59787234　E-mail：zhiliang @ pmph.com
数字融合服务电话：4001118166　E-mail：zengzhi @ pmph.com

86检